国家社科基金项目（11BTY045）资助出版
江苏省优势学科建设项目资助出版
江苏省重点序列学科（体育学）建设项目资助出版

陆阿明/著

国民体质监测与健身运动分类指导

GUOMIN TIZHI JIANCE
YU JIANSHEN YUNDONG FENLEI ZHIDAO

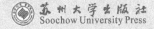

苏州大学出版社
Soochow University Press

图书在版编目(CIP)数据

国民体质监测与健身运动分类指导 / 陆阿明著. —
苏州:苏州大学出版社,2018. 12 (2024. 8重印)
 ISBN 978-7-5672-2720-0

Ⅰ. ①国… Ⅱ. ①陆… Ⅲ. ①体质 – 监测 – 研究 – 中
国②健身运动 – 研究 – 中国 Ⅳ. ①R195. 2②G883

中国版本图书馆 CIP 数据核字(2018)第 297100 号

国民体质监测与健身运动分类指导

陆阿明 著

责任编辑 施小占

苏州大学出版社出版发行
(地址:苏州市十梓街1号 邮编:215006)
广东虎彩云印刷有限公司印装
(地址:东莞市虎门镇黄村社区厚虎路20号C幢一楼 邮编: 523898)

开本 700 mm × 1 000 mm 1/16 印张 10.75 字数 205 千
2018 年 12 月第 1 版 2024 年 8 月第 4 次印刷
ISBN 978-7-5672-2720-0 定价:40.00 元

前　言

　　世界范围内工业化革命伴随的因缺少体力活动而引起的健康威胁受到政府、学界以及大众的重视。早在 1994 年，世界卫生组织（WHO）就提出，静坐少动是当今慢性疾病发生的第一危险因素，并预示"缺乏运动和体力活动是 21 世纪最大的公共卫生问题"。在这一层面上说，"运动是良医（Exercise is medicine）"的提出毫无疑问具有契合问题的针对性。健身运动作为体力活动的重要组成部分，其本身就是人类生命活动的基本表现形式，是生命力的象征，同时运动又以内在和外在的刺激形式在全生命周期中影响着人体的生长、发育和衰老等过程。人类的运动从简单的走跑跳投，到复杂的竞技体育运动，都是在神经系统的支配下，通过骨骼肌的收缩和舒张实现的，在这一消耗能量的过程中，人体的各个系统需要协调配合。因而，运动是人体对内外环境变化做出正确反应和产生良好适应的重要条件，运动会使人体各器官系统的结构和功能变得强壮，缺乏运动将会导致器官系统结构和功能的退化。然而，无论是个体之间结构与功能的差异，还是同一个体功能状态的变化，同样的运动可能会产生不同的结果。运动与健康之间关系的复杂性，造成了大众健身运动指导中的困难，但是运动作为有目的、有计划且重复进行的体力活动，安全、有效、自觉的科学健身运动对强化或改善身体的功能状态、促进疾病康复的作用是毋庸置疑的。

　　国民体质监测以特定人群的测定标准为基础，运用科学方法对国民个体的形态、机能、素质状况等进行测试与评价。国民体质是一个国家的公民体质的总体状况，是一个民族的身体素质的基本状况。如果说个体体质是个体健康的重要基础和表现的话，那么国民体质的强弱，既是关系国家每个公民身心健康的问题，也是关系一个国家、一个民族文明进步的重要内容。因此，国民体质的监测以及促进国民体质提升的各种行动计划均受到了各国政府的重视，并将其作为提高国民健康水平的重要途径。除了遗传因素外，运动是影响体质的最为重要的因素，同时体质又是健康内涵的重要组成部分。因此，可以把体质及其变化看作运动与人类健康之间的一个中间变量，体质水平一方面可以评估身体活动水平，另一方面可以预测健康危险因素。

　　由此可见，国民体质现状既是国民身体活动水平的反映，也是影响国民健康的重要因素。由国家统一实施的国民体质监测工作的最终目的是为科学指导大众开展健身运动提供依据，从而提升全民族的健康水平。依据国民体质的监测结果实现对不同人群健身运动的分类指导即为本书的基本出发点和落脚点。本书共分为五章，分别是国民体质监测国内外研究概况、我国国民体质的人口学特征、不同职业人群体质特征及影响因素、机关人员和高校教师健身运动指导的实践、不同人群健身运动指导的理论研究。在全面回顾我国国民体质监测的发展与存在问题的基础上，提出国民体质监测中需要完善的内容。通过理论和实证研究，试图解决国民体质监测与大众健身运动指导间的脱节问题，提出对于成年人健身运动指导应该在考虑年龄、性别等特点的基础上根据不同的职业特点开展健身运动分类指导的观点，使健身运动指导有依据、有针对性。

然而，无论是国民体质监测体系的完善，还是大众健身运动的分类指导，都是讨论多年均未有完善解决方案的研究领域，本书也是在众多学者研究与思考的基础上，对这两个领域中的研究成果的部分总结，并试图在理论和实践层面对两者的结合与应用提出自己的理解。因此，书中有些观点难免有失偏颇，希望读者在阅读过程中提出宝贵意见。

目　录

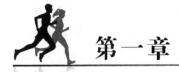

第一章 国民体质监测国内外研究概况

1 体质定义及其与健康关系

1.1 体质的定义

据现有的资料，我国是最早使用"体质"一词的国家。《黄帝内经》中许多篇章都涉及体质的概念。比如《灵枢·通天》中，根据人的不同形态、筋骨的强弱、气血的盛衰，区分为太阴之人、少阴之人、太阳之人、少阳之人、阴阳和平之人等阴阳五态人，明确指出阴阳偏颇是病态的体质，阴阳相对平衡才是正常体质。《灵枢·阴阳二十五人》中运用阴阳五行学说，根据人群皮肤颜色、形态特征、生理功能、行为习惯、心理特征、对环境的适应调节能力、对某些疾病的易罹性和倾向性等各方面的特征，归纳总结出木、火、土、金、水 5 种基本的体质类型，又根据阴阳属性，细分为 25 种类型。《灵枢·逆顺肥瘦》中将人分为肥人、瘦人、肥瘦适中人三类。这些关于体质的认识及其针对性的养生原理一直影响到今天。因此，至今在我国医学领域讨论体质的语境中，基本的观点仍旧是：体质是人体在遗传和环境影响下，在生长发育等过程中形态、机能和代谢等相对稳定的特殊状态（或特征）。较为典型的关于体质的定义，一个是匡调元教授在《人体体质学》（上海中医学院出版社，1991）中下的定义，另一个是王琦教授在《中医体质学》（中国医药科技出版社，1995）中下的定义[1]。显然，医学界对体质的认识主要偏重于人类个体或群体的特殊状态，强调遗传和环境的影响，且伴随生长、发育、衰老等生命过程。千百年来，我国对于体质的关注主要也局限在医学领域。

体质概念在其他领域的使用最早出现在人类学的相关著作中（如林惠祥的《文化人类学》，1934）[2]，但未对体质的概念做明确的界定，而是从遗传和环境的角度探讨时间、空间的变化与发展对人类生长发育、结构与功能的影响，因而其体质的概念基本还是采用了医学界的概念。

---

① 何仲恺. 体质与健康关系的理论与实证研究［M］. 北京：北京体育大学出版社，2009：28.
② 江崇民，张一民. 中国体质研究的进程与发展趋势［J］. 体育科学，2008，28（9）：26.

1952 年毛泽东同志提出"发展体育运动，增强人民体质"，高度概括了体育运动和体质的关系，同时也体现了党和政府对人民大众身心健康的关注，将增强人民体质作为体育事业的发展方针。这一时期的体质基本等同于健康水平、整体的身体状况水平，没有对体质的内涵和外延做出明确的规定，其实质还是借用了医学中对于体质的概念界定。体育界开始对体质概念的关注是基于 1979 年"中国青少年儿童身体形态、机能与素质的研究"，以及 1985 年全国学生体质与健康调研工作的需要。1981 年 11 月，中国体育科学学会体质研究分会成立，该研究分会于 1982 年 8 月 20 日至 24 日在山东泰安市召开了"体质研究学术讨论会"，在这次会议上形成了体育界关于体质概念的一些基本共识。体质，是指人体的质量，它是在遗传性和获得性的基础上表现出来的人体形态结构、生理机能和心理因素的综合的、相对稳定的特征。其外延包括 5 个方面：（1）身体形态发育水平，即体格、体型、姿势、营养状况及身体组成成分等。（2）生理机能状态，即机体新陈代谢水平及各器官系统的效能。（3）身体素质和运动能力发展水平，即速度、耐力、灵敏、协调、柔韧等素质及走、跑、跳、投、攀爬等身体活动能力。（4）心理发育（或发展）的状态，即本体感知能力、个性、意志等。（5）适应能力，即对环境条件的适应能力和对于疾病的抵抗力。

由此可见，体育界对于体质的认识比较注重人体是一个统一的、相互联系的整体，强调身心两个方面密切联系。目前"国民体质"和"体质监测"等语系中的体质内涵和外延主要采用体育界的定义。可以说，体育界对于体质实质的认识是建立在医学、心理学和社会学等学科基础上且经过实践获得的①。

1.2 体质与健康的关系

在当今学界，经常能见到"体质健康"和"体质与健康"的表述，也有将体质与健康两个概念通用的情况。其实，早在我国体育界对体质概念进行界定时，就明确指出：体质与健康属于两个不同的概念，两者之间既有联系，又有区别。体质是生命活动的基础，而健康是体质状况的反映和表现。② 后来，我国不少学者对体质、健康的理论做了较为深入的探讨和研究，其中郝树源③关于体质与健康关系的论述具有一定的代表性。他认为：（1）体质只表示一个人身体方面的内在机能和由这些机能所决定的现实状

---

① 江崇民，张一民. 中国体质研究的进程与发展趋势［J］. 体育科学，2008，28（9）：27.

② 中国体育科学学会体质研究会. 关于体质研究的基本问题的综述［J］. 体育科学，1983，（1）：26.

③ 郝树源. 论体质与健康［J］. 体育学刊，2002，9（2）：124 – 127.

态以及综合反应，外延较小，范畴较窄，具有长期性、相对稳定性等特征；而健康表示一个人身心、社会方面的良好状态及良好的适应能力，外延较大，但健康的状态通常是短期的，具有流动性、易变性等特点。（2）体质是身体状况或身体能力的反映，具有客观性；而健康则表示一个人对自己身体、心理、社会方面的自我感觉和这方面的实际状况的一致、符合，是主观意识和客观实际的统一。（3）体质是一个中性词，它只表示一个人身体的客观状态及实际能力，而不表示一个人的本质。健康则不然，健康是一个褒义词。（4）评价体质状况多可定量，通过对各项测试指标的评定来确定一个人的体质状况，也可作一定程度的定性评价；而要评价一个人的健康状况则要定性和定量相结合，才能真实反映一个人的健康水平。（5）健康要比体质高一个层次，即健康包含体质，而体质只是健康的一个方面。健康是目的，体质是手段。通过身体锻炼和医疗保健，使体质得到增强，但最终目的是改善自己的健康状况。从这个层面上说，体质是健康的前提和基础。失去了良好的体质，健康就是无源之水、无本之木。（6）体质与健康呈现一定的相关性，但两者并非线性相关。

上述观点虽然并未被学界广泛接受，但体质与健康是两个不同的概念则是学界普遍认同的。对于两个概念之间的区别与联系的把握，对促进正确认知运动健康具有重要意义。可以这样认为，体质是先天遗传和后天各种因素综合作用的结果，是一个多因素综合作用的结果变量。对这一结果变量产生重要影响的后天的身体活动水平（由运动强度和运动时间两个因素确定），即个体身体活动水平的差异是个体间体质差异的最为重要的因素。而健康是个体身体、心理、社会适应等方面表现出的完好状态，以及良好的适应能力，而不仅仅是没有疾病和衰弱的状态。健康中的很大一部分完好状态的获得与体质的强弱密切相关，如肌肉的力量与耐力，其强弱直接决定了个体的生活自理能力、身体移动能力和参加各种休闲、竞赛活动能力的强弱，而这些能力的强弱是健康状态的直接表现。在这个层面上说，体质的强弱决定了个体的健康水平。因此，有学者认为，"体质"是体育界研究健康问题的独特视角[①]。WHO 认为一个人的健康和寿命50%～55%取决于个人的生活方式与行为。在个人的生活方式与行为中，体力活动水平是目前社会发展条件下影响健康与寿命的最主要因素之一。

国民体质，是指一个国家的公民体质的总体状况，一个民族的身体素质的基本状况。如果说个体体质是个体健康的重要基础和表现的话，那么国民体质的强弱，既是关系国家每个人身心健康的问题，也是关系一个国

---

① 何仲恺. 体质与健康关系的理论与实证研究［D］. 北京体育大学博士学位论文，2001.

家、一个民族文明进步的重要内容。一般认为，一个国家的国民体质是其综合国力的重要组成部分，从社会发展的总体趋势看，国民体质的改善和增强是国家经济发展的基础，同时也是社会发展的动力。因此，国民体质的监测以及促进国民体质提升的各种行动计划均受到了各国政府的重视，并将其作为提高国民健康水平的重要途径。

2　我国国民体质监测的发展历史

国民体质监测以特定人群的测定标准为基础，运用科学方法对国民个体的形态、机能、素质状况等进行测试与评价。虽然我国关于体质概念的探索较早，但是由于社会经济的发展和科学技术水平的一度落后，国民体质的监测工作起步较晚。20 世纪 70 年代以前，我国从未进行过青少年体质和健康状况的全国性测试，这主要与我国的经济发展水平有关。虽然我国的体质调研工作开始于 1975 年的幼儿体质调查，但目前学界公认的我国的国民体质监测工作起始于 1979 年的"中国青少年儿童身体形态、机能与素质的研究"，成熟于 2000 年"中国国民体质监测系统"的建立。① 到 2010 年的第三次国民体质监测工作结束，我国的国民体质监测工作历经 30 余载，形成了当前具有中国特色的国民体质监测制度。② 2014 年进行了第四次国民体质的监测工作，第五次国民体质监测工作预计将在 2019 年开始，并拟在总结前四次国民体质监测工作的基础上，对测试指标、评价方法等进行调整和完善。

2.1　我国国民体质监测工作发展历程

我国国民体质监测工作历经 30 余年，其中规模性的国民体质监测工作有 10 余次，基本勾画了我国国民体质监测工作的发展历程，见表 1-1。

表 1-1　我国国民体质监测工作发展历程

时间、项目	基本概况
（1）1975 年，全国 9 城市 0～6 岁幼儿体质调研工作	由原卫生部组织。9 城市包括北京、西安、哈尔滨、南京、上海、武汉、昆明、广州和福州，调查内容包括身高、体重、坐高、胸围、头围和臀围 6 项指标，样本量 15 万。
（2）1979 年，中国青少年儿童身体形态、机能与素质的研究	由原国家体委、原国家教委、原卫生部共同组织 16 省会城市 7～25 岁 20 多万名汉族大中小学生的第一次较全面和多学科的体质测试，测试指标形态 15 项、机能 3 项、素质 5 项。初步摸清了中国汉族青少年儿童的身体形态、机能和素质的现状，以及主要特点和发展规律。第一次建立起了较为完整、系统的青少年儿童体质的资料库。

① 江崇民，张一民. 中国体质研究的进程与发展趋势［J］. 体育科学，2008，28（9）：27.
② 池建. 国民体质健康研究的思考［J］. 北京体育大学学报，2009，32（12）：1‒4.

时间、项目	基本概况
（3）1985 年，全国 9 城市 0 ~ 6 岁幼儿体质调研工作	同 1975 年。
（4）1985 年，中国学生体质与健康全国性调研	原国家教委、原国家体委、原国家卫生部等多家单位组织，针对全国大中小学在校学生（7 ~ 22 岁），测试了 29 个省（区、市）28 个民族的学生 902 337 人，测试形态、机能和素质指标 20 项，健康指标 9 项。进一步掌握了我国青少年儿童身体生长发育、机能、素质及健康方面的现状特点，探讨了某些发展变化规律，以及不同地区、年龄、性别和城乡间的异同，还对学生的健康和常见、多发病进行了调查和研究。其中对少数民族学生的体质调研，填补了我国空白。
（5）1986 年，中日合作青少年体质调研	中华全国体育总会科教部与日本体育协会科学委员会共同组织了本次调研工作。对中国北京和日本东京 7 ~ 20 岁的在校学生进行对比研究，其中中国学生 4 200 人，日本学生 4 380 人，共计 8 580 人。测试形态指标 28 项，机能和运动能力指标 11 项。另外还进行了生活情况调查和拍骨龄片。全面比较分析了中日青少年家庭结构、生活作息、生长发育、身体机能、运动能力、性发育及骨龄等的差异。
（6）1991 年，中国学生体质健康监测	原国家教委、原国家体委、原国家卫生部、国家民委、国家科委组织测试了 29 个省（区、市）7 ~ 22 岁城乡大中小学校汉族学生和 17 个少数民族的中小学生 242 667 人，监测指标包括形态、机能、素质和健康指标，共 26 项。通过与 1985 年数据的比较，动态观察了我国学生的体质和健康变化、现状和发展变化趋势。
（7）1994 年，全国职工体质调研	原国家体委会同全国总工会共同领导组织，调查对象来自 21 个行业，分布在 22 个省（区、市）64 个大中型企业，有效样本 112 530 人。研究了中国职工的体质、健康现状和某些方面的发展变化规律，同时利用这次的测试数据，制定了"中国成年人体质测定标准"。
（8）1995 年，全国 9 城市 0 ~ 6 岁幼儿体质调研工作	同 1975 年。
（9）1995 年，第 4 次全国规模的学生体质健康调研	由原国家教委、原国家体委、原国家卫生部等单位组织，调查对象覆盖全国 30 个省（区、市），涵盖汉族和 20 个少数民族，调查人数为 308 788 人，调查内容与抽样方式与 1985 年相同。

续表

时间、项目	基本概况
（10）1997 年，成年人体质监测	原国家体委对北京、天津、吉林、辽宁等 19 个省（区、市）的 10 万名成年人（男，20～60 岁；女，20～59 岁）体质进行了首次监测，共获取 105 328 例（其中男子 55 980 人，女子 49 348 人）有效样本。通过对 7 项询问指标、9 项测量指标和 4 项派生指标运算结果的分析，了解了我国成年人的体质现状，探讨了不同职业人群的体质特点与规律，为我国国民体质监测的开展奠定了基础。同时建立了国家、省、地市监测中心及监测点四级监测网络，为最终构建中国国民体质监测系统创造了条件。
（11）1998 年，3～6 岁幼儿体质调研	由国家体育总局科研所和中国关心下一代委员会负责，选取北京、呼和浩特、哈尔滨、长春、上海、南京、济南、武汉、长沙、官洲、南宁、成都、昆明、拉萨、西安、兰州、乌鲁木齐 17 个城市，调研包括身高、体重、胸围等 7 项形态指标，安静心率和网球掷远、走平衡木等 6 项素质指标，样本量 35 928 人。
（12）1998 年，老年人群体质调研工作	由国家体育总局牵头，在全国 16 个省（区、市）开展了首次老年人群（60～75 岁）体质调研工作，有效样本超过 1 万人。
（13）2000 年，全体国民体质监测	由国家体育总局、教育部、原国家卫生部、国家计委、科技部、国家民委、民政部、财政部、农业部、国家统计局、全国总工会等，联合在 31 个省、市、自治区进行了新中国成立以来规模最大的一次国民体质监测工作，建立了国民体质监测系统，监测的检测指标从体质所涵盖的身体形态、身体机能和身体素质三方面确定。监测对象为 3～69 岁的中国公民。按年龄分为幼儿（3～6 岁）、儿童青少年（学生）（7～19 岁）、成年人（20～59 岁）和老年人（60～69 岁）四个年龄段。各年龄段又分为城市、乡村两种人群，其中城市成年人又分为体力劳动者和非体力劳动者两类。本次监测采用整群随机抽样方法，共获取有效样本 533 910 人，其中幼儿 52 250 人、儿童青少年（学生）304 141 人、成年人 151 656 人、老年人 25 863 人，有效数据 11 417 011 个。并将结果纳入国家社会发展综合指标体系，作为国家资源加以管理。
（14）2005 年，第二次国民体质监测	从全国 31 个省（区、市）的近 3 000 个机关、企事业单位、学校、幼儿园、行政村抽取和测试了 494 524 人，其中幼儿 54 462 人、儿童青少年（学生）249 489 人、成年人 163 448 人、老年人 27 125 人。成年人监测指标删减了 10 米×4 往返跑和简单反应时，其他指标和人群分类同 2000 年。

续表

时间、项目	基本概况
（15）2010 年，第三次国民体质监测	从全国 31 个省（区、市）的 2 874 个机关单位、企事业、学校、幼儿园、行政村中抽取了 459 184 人，其中幼儿 51 159 人，儿童青少年（学生）227 259 人，成年人 155 054 人，老年人 25 712 人。监测指标与人群分类同 2005 年。
（16）2014 年，第四次国民体质监测	从全国 31 个省（区、市）的 2 904 个机关单位、企事业、学校、幼儿园、行政村中抽取了 531 849 人，其中，3～6 岁幼儿 50 702 人，7～19 岁儿童青少年（学生）308 725 人，20～59 岁成年人 146 703 人，60～69 岁老年人 25 719 人，监测指标与人群分类同 2005 年。

上述规模性的体质测试工作，为全面了解我国国民的体质状况及其变化情况积累了基础性的数据，为政府决策和宏观调控提供了科学依据，同时对我国全民健身活动的开展，对国家经济建设和社会发展起到了积极的推动作用。

2.2　我国国民体质监测指标

在我国国民体质监测的不同阶段，测试指标有一定的差异性。如 1979 年学生体质测试时采用了 23 项指标（形态 15 项、机能 3 项、素质 5 项），而在 1985 年的学生体质健康调研时，采用的指标是形态、机能和素质指标 20 项（形态 6 项、机能 5 项、素质 9 项），健康指标 9 项，共 29 项。通过对近几十年来幼儿、学生、成人和老人组监测指标体系的整理、研究，到 2000 年全国国民体质监测时发现形态、机能和素质 3 类指标趋于稳定和合理，医学上的部分指标运用在学生的体质检测上，心理健康和社会适应方面的指标由于不适合大规模的监测，因而没有纳入。2000 年国民体质监测的指标有两类，一类是询问指标，幼儿 3 项，学生无，成年人 12 项（主要有职业、工作状况、患病情况、是否吸烟及参加体育锻炼情况等与健康有关的指标）；第二类是测试指标，测试指标因年龄不同有所差异，涉及形态指标 7 项、机能指标 4 项、素质指标 21 项，共 32 项，并规定了各项指标的具体测试方法。2000 年全国国民体质监测测试指标见表 1-2。

表 1-2　2000 年全国国民体质监测测试指标

测试指标	幼儿（3～6 岁）	小学（6～12 岁）	中学（13～18 岁）	大学（19～22 岁）	成年人（20～39 岁）	成年人（40～59 岁）	老年人（60～69 岁）
形态	身高 坐高 体重 胸围 皮褶厚度	身高 体重 胸围	身高 体重 胸围	身高 体重 胸围	身高 体重 胸围 腰围 臀围 皮褶厚度	身高 体重 胸围 腰围 臀围 皮褶厚度	身高 体重 胸围 腰围 臀围 皮褶厚度

续表

监测指标	幼儿 (3～6岁)	小学 (6～12岁)	中学 (13～18岁)	大学 (19～22岁)	成年人 (20～39岁)	成年人 (40～59岁)	老年人 (60～69岁)
机能	脉搏 (心率)	脉搏(心率) 血压 肺活量	脉搏(心率) 血压 肺活量	脉搏(心率) 血压 肺活量	脉搏(心率) 血压 肺活量 台阶试验	脉搏(心率) 血压 肺活量 台阶试验	脉搏 (心率) 血压 肺活量
体能 (素质)	立定跳远 网球掷远 坐位体前屈 10米折返跑 走平衡木 双脚连续跳	50米跑 立定跳远 斜身引体(男) 1分钟仰卧起坐(女) 握力 50米×8往返跑 立位体前屈	50米跑 立定跳远 引体向上(男) 1分钟仰卧起坐(女) 握力 800米跑(女) 1000米跑(男) 立位体前屈	50米跑 立定跳远 引体向上(男) 1分钟仰卧起坐(女) 握力 800米跑(女) 1000米跑(男) 立位体前屈	坐位体前屈 10米×4往返跑* 握力 背力 纵跳 闭眼单足站立 选择反应时 简单反应时 俯卧撑(男) 1分钟仰卧起坐(女)	坐位体前屈 握力 背力 纵跳 闭眼单足站立 选择反应时 简单反应时*	坐位体前屈 握力 闭眼单足站立 选择反应时

引自《2000年国民体质监测工作方案（幼儿、成年人和老年人部分）》和《2000年全国学生体质健康状况调查研究实施方案》（国家体育总局群体司. 2000年国民体质监测报告 [M]. 北京：北京体育大学出版社，2002：14，20）。

随后，2003年国家体育总局在2000年测试总结的基础上制定了适合中国幼儿、成年人和老年人三类人群的《国民体质测定标准》，于2003年7月4日发布实施，并沿用至今。其中幼儿、学生、老年人的体质监测项目基本没变，成年人的体能测试改为素质测试，删减了不易操作的10米×4往返跑，以及与选择反应时基本相同的简单反应时2个指标，并在2005年第二次国民体质监测中采用了这一方案。2002年7月，教育部、国家体育总局联合颁布了《学生体质健康标准》试行方案，并在全国分步实施、逐步推广。2007年，在修改完善的基础上，教育部和国家体育总局又颁布了用于评价学生的《国家学生体质健康标准》，并予以实施，该标准中增加了一些选测项目，如小学一、二年级的投沙包、跳绳、踢毽子，小学三、四年级的投实心球、跳绳，小学五、六年级及初高中学生的掷实心球、篮球运球、足球颠球、排球垫球等，见表1-3。2013年，教育部组织实施了《国家学生体质健康标准》修订工作，并于2014年7月7日颁布了《国家学生体质健康标准（2014修订）》，该修订版中取消了选测部分，所有项目变为必测项目，见表1-4。

表1-3　《国家学生体质健康标准》(2007版)测试指标

年级	必测项目	选测项目(选测一项)
小学一、二年级	身高标准体重	坐位体前屈、投沙包
		50米跑(25米×2往返跑)、立定跳远、跳绳、踢毽子
小学三、四年级	身高标准体重	坐位体前屈、掷实心球、仰卧起坐
		50米跑(25米×2往返跑)、立定跳远、跳绳
小学五、六年级	身高标准体重	台阶试验、400米跑(50米×8往返跑)
		坐位体前屈、掷实心球、仰卧起坐、握力、体重指数
	肺活量、体重指数	50米跑(25米×2往返跑)、立定跳远、跳绳、篮球运球、足球颠球、排球垫球
初中、高中、大学各年级	身高标准体重	台阶试验、1 000米跑(男)、800米跑(女)
	肺活量、体重指数	50米跑(25米×2往返跑)、立定跳远、跳绳、篮球运球、足球颠球、排球垫球

表1-4　《国家学生体质健康标准(2014修订)》测试指标

测试对象	单项指标
小学一年级至大学四年级	BMI、肺活量
小学一、二年级	50米跑、坐位体前屈、1分钟跳绳
小学三、四年级	50米跑、坐位体前屈、1分钟跳绳、1分钟仰卧起坐
小学五、六年级	50米跑、坐位体前屈、1分钟跳绳、1分钟仰卧起坐、50米×8往返跑
初中、高中、大学各年级	50米跑、坐位体前屈、立定跳远、引体向上(男)/1分钟仰卧起坐(女)、1 000米跑(男)/800米跑(女)

在我国各阶段测试指标中,曾经使用过的身体形态指标还有:肩宽、骨盆宽、手长、上肢长、小腿加足高、小腿长、足长、大腿围、小腿围、上臂紧张围、上臂放松围。身体素质指标还有:60米跑、屈臂悬垂、400米跑、摸背试验、手眼协调能力等。派生的指标有:BMI、体重/身高×1 000、坐高/身高×100(幼儿)、胸围/身高×100、臀围/身高×100、腰围/臀围×100、上臂+肩胛+腹部皮褶厚度、肺活量/体重。[①]

关于国民体质监测指标,不少学者均认为应该根据体质的定义,增加反映心理状况和社会适应的指标,并认为没有这一指标是我国目前国民体

① 蔡维超.我国国民体质检测指标体系的变化研究[J].安徽体育科技,2009,30(1):45-47.

质监测指标体系中存在的最大问题。但目前国内外针对大规模人群的心理状况和适应能力方面的研究成果不多，还缺乏能较好地反映心理状况和适应能力的定量化指标。因而，国民体质监测中实际采用的指标仅体格发育、生理机能和身体素质三个方面。[①] 国内也有一些学者认为应该引入医学检测指标，以便更好地反映体质监测在健康评定中的作用。具有代表性的观点，一个是季成叶[②]提出了将体质五因素理论具体化的体质综合评价的五类指标。形态指标有：身高、体重、头围、坐高、胸围、皮褶厚度、体脂百分比、第二性征等；机能指标有：脉搏、心率、血压、肺活量、肺通气量、最大耗氧量、肌酐、尿羟脯氨酸、免疫球蛋白、内分泌激素等；素质指标有：50米跑、10米×4往返跑、50米×4跑、800米跑或1 000米跑、引体向上或仰卧起坐及立位体前屈；心理指标有：艾森克人格测试量表、卡特尔16种人格量表；疾病和健康指标有：患病率、感染率、因病缺课率等。另一个是陈文鹤[③]提出应增加运动负荷心动图试验、与代谢有关的指标（血甘油三酯含量、血总胆固醇含量、高密度脂蛋白含量、低密度脂蛋白含量、高密度脂蛋白/低密度脂蛋白比值、空腹血糖水平等）、血常规（红细胞计数、血红蛋白含量、白细胞计数与分类等）。目前来看，关于国民体质监测指标的选择仍然存在较大的分歧，全国性的监测既要考虑指标的有效性、客观性和可靠性，也要考虑到监测的可操作性，便于横向和纵向的比较，因此增加和删减指标的可行性较小。更切合实际的做法是在特定人群或小范围的研究中，特别是在各种干预手段和方法的研究中，根据体质的基本内涵更加合理地设置反映体质变化的指标，提高研究的可接受性与应用价值，为优化国民体质监测指标奠定基础。

2.3　我国国民体质监测的评价

体质测定的评价即对体质测定结果的评价。我国国民体质的评价是对测试对象按照年龄分组（幼儿，3～5岁每0.5岁为一组，6岁为一组；儿童青少年，6～18岁每1岁为一组，19～22岁为一组；成年人，20～59岁每5岁为一组；老年人，60～69岁每5岁为一组），并按照性别差异，以及城乡等几个基本的人口学变量，以 P_3、P_{10}、P_{25}、P_{50}、P_{75}、P_{90}、P_{97} 等百分位数制定不同等级的标准进行分类评价。再参照1986年《中国学生体质综合评价方法与标准》和1996年《中国成年人体质测定标准》，制定5级评

---

① 江崇民，于道中，季成叶，等.《国民体质测定标准》的研制 [J]. 体育科学，2004，24（3）：33–36.

② 季成叶. 生长发育一般规律及调查方法与评价 [J]. 中国学校卫生，2000，21（1）：71–72.

③ 陈文鹤. 体质测试指标的遴选及其意义 [J]. 体育科研，2008，29（1）：9–11.

分表（1分、2分、3分、4分、5分），评分越大状况越好。测试指标的评分界值点依据符合生物年龄变化特点和不同等级的区分原则和满足理论百分位数的设计两个因素确定。各单项得分按等权方式相加，计算出每一样本的综合得分。再以性别、年龄分组的 P_{15}、P_{65}、P_{90} 百分位的总分值，作为等级界值点进行综合评价，综合评价采用四级评级法，即不合格、合格、良好、优秀。在经过反复论证的基础上，制定了我国的《国民体质测定标准》，并于 2003 年 7 月 4 日颁布。[①] 这一国民体质测定标准，目前是我国进行体质测试评价的唯一标准，除了对国民体质监测结果的公布具有直接的作用外，也是对我国国民体质进行研究的重要参考依据。相同的测定标准，不仅有利于纵向的比较分析，而且有助于对不同地区、不同人群进行横向比较。体质评价显然还应该具有给予国民提高体质的动力，促进国民进行健身运动，增强国民参加体育锻炼的兴趣和信心的目的。然而，我国国民体质监测评价在这方面的作用体现不够明显，一方面，这与国民对体质监测指标的认知存在一定的障碍有关，这些指标与民族的未来、民众健康的联系虽然是监测本身的目的，但每次监测公报发布后往往仅限于新闻媒体的一次性讨论，没能让国民真正认识体质监测的意义；另一方面，我国的国民体质监测作为一项政治任务，各地方体育主管部门的主要目标是完成监测任务，对于监测结果的使用也仅限于做一些统计分析，没有将监测结果针对个体进行相关解读，加上我国国民整体的健身运动素养薄弱，因而监测结果及其评价未能引起政府和民众的足够重视，从而弱化了其在促进国民依据体质监测结果强化健身运动锻炼方面的作用。

3　国民体质监测与健康促进的关系

国民体质是社会生产力的组成要素，是国家综合实力的具体体现。体质监测不仅是人们了解自身体质的一种手段，更是引导人们进入健康大门的一把钥匙。体质不仅受先天性遗传因素的影响，更受营养、生活方式、行为习惯等后天因素的影响。大量事实已经表明，在众多后天因素中，体育锻炼是增强体质最积极的因素。探讨我国国民体质监测与健身运动指导之间的相互关系，有利于为完善国民体质监测系统和改善健身运动指导方法提供科学依据。毛泽东同志在 20 世纪 50 年代初期就提出了"发展体育运动，增强人民体质"的号召。江泽民同志也明确指出："体育工作很重要的问题就是要增强人民体质。""提高我们的社会生产力和综合国力，最终离

---

① 江崇民，于道中，季成叶，等 .《国民体质测定标准》的研制［J］. 体育科学，2004，24（3）：33 – 36.

不开人的素质，而人的素质也离不开人的体质。"国民体质的监测信息反映了当今我国国民体质状况和发展趋势，可为监控和提高国民体质提供科学依据，可为全民健身和社会经济发展提供理论基础。[①] 在全面建成小康社会的进程中，国民体质的监测工作和研究工作受到了政府的广泛关注和高度重视。2016 年，中共中央总书记、国家主席、中央军委主席习近平参加全国卫生与健康大会并发表重要讲话，他强调："没有全民健康，就没有全面小康。要把人民健康放在优先发展的战略地位，以普及健康生活、优化健康服务、完善健康保障、建设健康环境、发展健康产业为重点，加快推进健康中国建设，努力全方位、全周期保障人民健康，为实现'两个一百年'奋斗目标、实现中华民族伟大复兴的中国梦打下坚实健康基础。"中共中央、国务院 2016 年 10 月 25 日发布《健康中国 2030 规划纲要》，明确提出"提高全民身体素质"，到 2030 年，城乡居民达到《国民体质监测标准》合格以上的人数比例为 92.2%，学生体质健康达标优秀率为 25% 以上，还强调开展国民体质测试，完善体质健康监测体系，开发应用国民体质健康监测大数据，开展运动风险评估。国民体质监测与健康促进的关系表现在以下两个方面：

3.1 科学健身是促进国民体质水平提升的主要手段

健康促进是促进人们维护和提高他们自身健康的过程，规定了个人和社会对健康各自所负的责任。健康促进的基本内涵包含个人行为改变、政府行为（社会环境）改变两个方面。适量运动、合理饮食、戒烟限酒和心理平衡被称为健康的四大基石，WHO 认为做到这四点，便可解决 70% 的健康行为问题，使平均寿命延长 10 年以上。健身运动是人类有目的地改造自身形态结构、生理功能、运动能力、社会适应能力等的基本手段，大量的研究证明，健身运动对人体形态、机能和素质具有积极影响。首先，科学健身运动对人的身体形态的改善有积极影响。国内外有关运动对骨构型影响的研究已证明，适宜的运动刺激能促进骨的合成作用，使骨吸收减少以及骨的力学性能增长；运动对于成年期、老年期人群骨骼的促进作用，主要是通过延缓或减少骨量的丢失来实现的；运动可以使骨量增加，防止与年龄密切相关的骨丢失现象的发生。运动对维持身体成分具有正面的效果，运动被视为维持体重或减重最健康的方式，原因是运动主要通过增加体内能量的消耗，使脂肪含量下降，使肌肉含量维持不变或轻微上升。这远比节制饮食使脂肪下降的同时造成肌肉含量丢失而起到体重减轻的办法要优越得多。因此，运动对身体成分的良好影响已越来越引起人们的重视。长

---

① 宋垒则. 2005 年山西成年男性体质特征规律研究 [D]. 山西大学，2006.

期从事大肌群、有节奏的有氧代谢运动对于减少体脂，增加瘦体重有良好的作用。其次，科学健身运动对人体机能的提升有积极影响。科学的有氧耐力性锻炼可以使心室壁增厚，心脏的重量、容量、直径等都有所增大。科学的体育锻炼还可以使心肌粗壮有力，收缩力大，每搏输出量增多，血管弹性增加，心脏输血机能的潜在储备力量增加，从而提高运动者的心血管功能。科学地进行体育锻炼可以使胸廓活动范围增大，呼吸肌发达，使吸进的氧气和排出的二氧化碳量增多，肺活量增加。因此，经常合理地进行长跑等有氧锻炼可以提高呼吸系统的功能。第三，科学健身运动对人身体素质的增强有积极影响。科学合理地进行健身运动对人体的力量、平衡、灵敏、柔韧等身体素质都有着明显的促进作用，从而增加身体的协调性，提高工作能力和减少运动伤害的产生。因此，科学健身运动是提高国民体质水平最为重要的手段。

3.2　国民体质监测是指导群众科学健身的有效途径

体质测试过程，既是群众实时掌握自身体质状况的过程，又是面对面对群众进行科学健身指导的过程。开展国民体质监测工作，能够让群众在参与中了解健身的益处，增强健身的热情；能够让群众通过自身体质状况的动态变化，树立健康、唯物、科学的健身观和生活方式。此外，在国民体质研究工作基础上，针对国民体质监测中发现的问题，完善适合国民特点、突出个性化特征的、安全有效的运动健身科学指导系统，以增强人民体质、提高全民健康水平①。

按照国民体质监测的设计，国家实施国民体质监测主要有以下几个目的：

① 构建我国国民体质监测体系。构建由不同群体体质监测的行政主管部门领导机构、经费保障、监测指标、技术保障和培训、监测实施组织机构、测量器材、数据统计分析以及后续服务与管理等方面组成的体质监测体系，保证国民体质监测工作的顺利进行。

② 构建科学健身服务平台。构建由健身宣传、健身场所、健身器材、体质测评、健身指导、组织管理、运动风险评估、运动医务监督以及全民健身运动处方理论体系等构成的科学健身服务平台，促进大众健身活动的持续开展。建立科学的、完整的、系统的科学健身服务平台，有利于用科学的理论指导国民体育活动的开展和提高国民的体质水平，有利于实现不同体育资源的优化。

---

① 田野，陆一帆，赵杰修，等．国民运动健身科学指导系统研究与建立［J］．体育科学，2010，30（2）：3－10．

③ 制定个体化健身运动处方。不同个体、不同人群应有适合其机能需要的不同健身运动形式、强度、时间、频度、间隔和持续周期等，通过分析运动对个体的形态结构、生理机能和运动能力等生物学指标的影响，探索针对人群的体育锻炼个性化方案；通过健康评估与机能评定，科学制定适合不同人群的运动处方，并对运动处方的实施进行监控；通过科学的体育锻炼，不同个体能最大限度地保持或提高机能水平。①

显然，实施国民体质监测，获取我国国民体质的现状不是真正目的，最终目的是引导国民参加全民健身运动，从而提高自身的健康水平，提高中华民族的体质。体质监测对政府掌握国民体质状况和制定全民健身计划指导性文件具有十分重要的意义。体质测试结果也是指导国民进行科学健身活动的重要依据②。依据国民体质监测结果科学地指导国民进行体育健身活动，保证体育健身活动的安全和有效，保证全民健身活动深入、持久、健康发展是国民体质监测的终极目标和重大意义的具体体现。《全民健身条例》（2009 年）、《国务院关于加快发展体育产业促进体育消费的若干意见》（2014 年）、《体育发展"十三五"规划》《健康中国 2030 规划纲要》（2016 年）等均对国民体质监测在指导群众科学健身，提高群众体育锻炼的积极性，推动全民健身和全民健康方面做了明确的论述。由此可见，只有国民体质监测与健身运动指导相辅相成，相互促进，才能推进全民健身科学化。通过对国民体质指标的相关数据进行分析研究，探讨国民体质现状与发展规律，针对其体质中出现的问题提出科学建议，为合理地指导健身运动提供可靠依据，是实现由监测到评价、由评价到应用的必由之路。如傅建霞以江苏省 2005 年国民体质监测数据为样本，采用逐步回归分析法，对成年人测试结果按照城乡、职业人群等分类，研究了不同人群体质状况的影响因素，在此基础上提出了针对不同人群健康促进优先干预的项目。③④ 这样的研究正体现了国民体质监测工作的指导思想。因此，国民体质的监测工作就是在了解不同人群体质特征的基础上，运用科学的运动健身指导方法指导国民进行合理有效的体育运动，以增强人民体质，达到良好的锻炼效果，提高国民的健康水平。另外，影响体质的因素虽然有遗传、营养等诸

---

① 蔡文丽，张慧. 大学生体质监测与发展研究 [J]. 河南教育学院学报（自然科学版），2013，22（3）：74 - 77.

② 陈文鹤. 体质测试指标的遴选及其意义 [J]. 体育科研，2008，29（1）：9 - 11.

③ 傅建霞. 国民体质监测中健康促进优先干预项目研究 [J]. 广州体育学院学报，2007，27（5）：59 - 62.

④ 傅建霞. 我国成年人体质监测与健康促进优先干预项目研究——以江苏省为例 [J]. 北京体育大学学报，2009，32（11）：67 - 69.

多因素，但运动是影响体质水平最为积极的因素，科学、合理的健身运动是提升体质水平的主要手段。

4　我国国民体质监测存在的问题及其思考

国民体质监测的目的和重要性在于全面了解国家国民体质的真实状况。如何确保其监测工作及数据的真实可靠，是国民体质监测工作的重大课题。现行国民体质监测工作中仍存在诸如国民体质监测体系不够科学、管理系统尚未完善、评价与反馈系统滞后等方面的问题，直接影响了整个监测结果的准确性、监测工作分析报告的可信度、对监测结果推广应用工作的指导等。

4.1　国民体质监测体系的问题

国民体质监测的对象包括儿童、学生、成年人、老年人，且体质测试方案及评价标准均已出台。学生体质监测任务由教育部组织实施，而其余人群的体质监测任务由国家体育总局组织实施。国民体质监测形成两套班子，两队人马，一方面造成人力、物力的浪费，另一方面，由于学生体质监测体系的独立性，体质测试内容及评价方法与其他人群之间没有连续性、系统性，给系统研究国民体质带来了很大困难。[①] 虽然，国民体质监测工作由 11 个部委共同实施，但是测试工作和公布结果主要由体育总局和教育部实施，原卫生部（卫健委）、总工会等组织实质性参与较少，这在一定程度上影响了国民体质监测结果的应用。从某些省市国民体质监测系统自身的情况来看，由于内部机制不灵活、缺乏自我发育的能力、内部管理机制陈旧、服务的项目和内容缺乏开拓创新、难以提供全方位的服务，所以很难得到广大人民群众的拥护与支持。当前国民体质监测工作存在的各种问题，其根源还是在于制度缺失。目前开展国民体质监测工作的主要依据是国家体育总局 2000 年制定的《国民体质监测规定》，以及每 5 年下发一次的《国民体质监测工作方案》，这些工作规定及方案只是明确了体育局的工作任务，却未有完善的制度作保证。政府对国民体质监测的重视程度仍显不够。我国的国民体质监测体系还缺少整体规划，尚未形成多部门有机联合的综合性体系。相关部门在对大众健康促进的协作上配合不足，尚未形成合力与长效机制。

4.2　国民体质监测结果反馈的问题

体质测试是激励大众积极参与体育锻炼的手段，不以选拔和鉴别其体

---

① 王太生. 解析国民体质监测工作中存在的问题与建议 ［J］. 山西体育科技，2007，（4）：1 - 3，34.

质健康的好坏为目的，而是通过评价，将测试结果反馈给大众，使他们了解自己的体质状况，从而制订下一阶段的锻炼计划。《国民体质测定标准》在实施过程中以测试结果为重心，忽视了反馈这一重要环节。主管部门（国家体育总局）将5年1次的测试结果以公报的形式反馈给社会，但是各地方政府没有足够的能力将测试结果反馈给测试个体，因而使得测试结果没有与测试对象相联系，失去了指导大众提升体质的作用。缺乏反馈的体质测试等同于没有公布检查结果的体检——无论前期工作多么细致严谨，结果没有反馈给个体，变成存放在数据库里的一堆数字，就失去了测试的意义。长此以往，被试者会因积极性降低而敷衍测试。① 开展国民体质监测，建立国民体质监测系统的主要目的是唤起全体国民关注自己体质，通过科学健身，不断增强全民族的体质。但是在推广、应用国民体质监测结果的过程中，常遇到如"顺其自然""听天由命""生死有命"的传统观念和欠发达的经济的制约，以及由此形成的种种无形的阻力，如应试教育导致的中小学学生和青年一代课余用于体育锻炼的时间很少。②

4.3 国民体质监测测定项目与指标的问题

现行的国民体质监测项目与指标的选取和设计原则，强调较多的是操作的可行性和统计分析的方便，却不免忽略了某些现行指标的测定结果与个体真实体质状况关联性并不大，无法全面、客观地反映被试者整体的真实体质状态，由此使得部分组织者与参与者的参与性和积极性下降。总体看来，国民体质监测中一些测定方法及结论的科学性、客观性和准确性是值得质疑的。如现行40～69岁国民体质监测组别中的力量评价指标过于简化与失偏，失去真实体质测评意义。③ 我国60岁以上人口已经超过2个亿，我国老龄人体质健康测定标准能否更有效地评价老龄人的健康是非常重要的问题。在测试过程和项目上虽然有完善的地方，比如我国保留了形态测试指标，对评价老龄人的形态起到了很大的作用，有利于老龄人及时评价自身体重标准，还保留了机能测试指标——肺活量，以反映老龄人的心肺机能。但是老龄人心血管疾病较多，能否以肺活量这一指标对老龄人进行测试？憋气缺氧式的肺活量测试是否会给老龄人带来危害？是否可以用其他项目代替肺活量测试？这些都值得商榷。除此之外，我们还存在其他方面的不足，例如我们缺少对老龄人健康状况的调查，缺少对老龄人行动能

---

① 全海英，刘旭阳，孔维峰，等．《国民体质测定标准》（幼儿部分）实施中的问题分析［J］．体育学刊，2013，（5）：59－63．
② 郎佳麟．对国民体质监测结果推广应用的思考［J］．贵州体育科技，2002，01：37－40．
③ 侯广斌，侯安宁，谭新，等．国民体质监测与受试者体质、体育行为的关系［J］．中国组织工程研究与临床康复，2008，12（15）：2933－2936．

力的测试，这样就不能客观评价老龄人的体质状况。在测试项目上，我们侧重力量素质、柔韧素质、反应能力，缺少反映老龄人心血管机能的评价指标，即行动能力的测试。另外，心理健康和社会适应方面的指标几乎没有也是一种不足。① 同时，国民体质监测与测定中所使用的各种仪器、器材，是国民体质监测服务工作的重要物质基础和保证手段。现用器材虽有改进，但还是存在不同程度的不足与问题，不够先进、准确、兼容和耐用。虽然，全国性的国民体质监测受到很多条件的限制，但是仍然需要尽快对国民体质监测的项目进行研究，并且在询问指标上与卫生系统的调查融合，提高测试设备的正确性和测量方法的有效性，只有这样，国民体质监测的项目才能得以完善，评价和分析才能更加科学。

4.4　国民体质监测组织工作与环境对监测控制的问题

目前我国已初步建立了全国国民体质监测体系，进行了数次大规模的体质测试工作，主要监测我国国民体质的总体情况和变化趋势，采用抽样的方式进行，但某些省市存在监测点过少、普及度不高的问题，如湖南省，仅在长沙、株洲和张家界等少数地市设有监测点。在人群方面，国内研究对象仅为普通健康人群②。国家每五年一次的国民体质监测工作中，监测工作难度最大的是农民群体样本的监测。一是组织工作难，农民自我劳作的习性不同于城镇干部、职工和学生，不容易协调组织和统一。二是对测定指标及动作要求的理解性较差。三是年龄、性别比严重失调，大多数农村青壮年都外出打工，受测者多为妇女和老弱年长者，难以反映各测试群体的真实情况。监测数据的可靠性不仅与指标的选取、仪器和动作规范有关，也与监测时的环境与气候有着极大关系。在条件恶劣的监测环境（如太冷或者太热）中，受试者、工作人员均处在非正常体能的生理状态，心率、情绪、血压和台阶运动的质量都会受到严重影响。这样的监测数据相对而言可取之处不大，但因基层的安排准备，监测队伍又无法更改，这些都是较为实际的困难和问题。③

4.5　国民体质监测样本的设计使用与评价方法的问题

样本量设计是样本设计中最重要的一项内容。根据国民体质监测的相关规定，将监测对象按性别（男、女）和工作种类（农民、城镇体力劳动

① 蔡维超.我国国民体质检测指标体系的变化研究［J］.安徽体育科技，2009，30（1）：45－47.

② 吴萍.中外国民体质研究的历史、现状及展望［J］.沈阳体育学院学报，2009，28（3）：70－73.

③ 王太生.解析国民体质监测工作中存在的问题与建议［J］.山西体育科技，2007，（4）：1－3.

者、城镇非体力劳动者）分为6类，每5岁为一个年龄组，各地市在各类样本中每年龄组抽样100人。这样的设计安排是出于对全国体质总体水平进行分析的角度，并没有将各省，乃至省内各市体质状况的研究需要考虑在内。因此，从统计学角度看，上述设计将存在样本量不足、估计误差可能偏大的情况。国民体质监测属于抽样调查研究，在各次国民体质监测过程中，大部分地区都按照统一规定抽取样本，各地区样本规模基本相同。不考虑各地人口数量，只将各地数量基本相同的样本简单合并构成总体样本显然是不合理的，可能会对总体平均水平的估计造成偏差。① 另外，在评价方面，也有学者提出了不同的意见。如中国体质测定指标评价采用的是常模标准，将大规模测试的有效数据，按照年龄、性别进行统计学处理，制定出各指标相应的等级评分标准，这只能反映个体在其中的相对位置，不能明确表示什么样的体质是合格的，从而对个体的有效指导不够②。我国国民体质评价涉及形态、机能和素质等多个指标，这些指标既有正态分布，也有非正态分布，可以采用百分位数制定评价标准，并采用等权的方法进行综合评价。这种采用相对值标准的"测定标准"是基于受测人群的现时水平，而非应当达到什么水平，对国民真实地了解自身的体质健康水平存在很大的限制。

4.6　国民体质监测管理工作的问题

在国民体质监测过程中，形成大量的文件、数据、照片、音像材料，对于今后工作查考、研究、分析检测数据，利用监测成果科学地指导全民健身工作具有十分重要的价值。但在实际档案管理工作的操作中，存在着档案收集不齐全、不完整、分类不明确、国民体质监测档案管理制度不健全等漏洞。③ 另外，由于我国国民体质监测和测定工作起步较晚，其工作人员的培训和管理还不够科学、规范，还有一些不完善的地方，诸如对参与国民体质监测和测定的工作人员培训和管理重视不够、队伍不够稳定、素质有待提高、没有充分发挥体育院校和其他学校培训国民体质监测与测定工作人员的作用，在国民体质的监测培训中，教材及培训形式过于单一等问题也较普遍。④

————————

① 郑凯，高玉霞，赵晔，等. 对辽宁省国民体质监测样本设计与使用问题的研究［J］. 沈阳体育学院学报，2009，28（6）：59 - 62，66.

② 徐云霞，方向丽. 论健康促进——来自国民体质监测的思考［J］. 体育文化导刊，2007，(8)：23 - 25.

③ 张青. 关于加强国民体质监测档案管理工作的思考［J］. 中国商界（下半月），2010，06：284.

④ 张铭. 国民体质监测与测定工作人员培训和管理的研究［J］. 辽宁体育科技，2009，31（5）：12 - 14.

5　国外国民体质监测相关研究及其启示

5.1　关于体质的概念

目前被国内引入讨论的主要是美国和日本的体质概念，这两个国家也是最早开展体质研究的国家。在英文中无法找到一个与中国的"体质"完全对应的词，类似的词有：Constitution、Physical Fitness 和 Fitness，是指个人能有效活动的一种状态，强调的是人体适应生活活动和环境的能力，并直指健康。我国将美国的"健康体适能"（Health-related physical fitness）基本等同于我国的"体质"。健康体适能包括心肺耐力、肌力及肌耐力、柔韧性、身体成分四个方面。目前美国对于体质的定义主要强调与身体活动有关，其健康和人类事业局将体质定义为：人们先天具有或后天获得的和从事身体活动的能力有关的一系列特性，包括能够降低早期的健康问题风险、精力充沛地参与各种体育活动、高度警惕地执行日常任务的能力、有足够的精力去应对意外事件等。①-④ "体质是多维的，其组成至少包括了 5 个健康和 6 个技能有关的成分，每一个都与生活质量有关，体质与个人工作效率、享受休闲时光、保持健康、预防运动功能衰退疾病和遇到紧急情况的处理能力等有关。虽然体质的发展是多种因素综合的结果，但是没有规律的体力活动不可能有良好的体质。"⑤ 身体活动这一中间概念的应用，使得在美国体质与健康的关系相对较为清晰，体质是身体活动的能力反映，而健康是身体活动的目标体现，因此体质与健康密切相关，是身体活动结果的两种表现形式。⑥ 日本对体质有广义和狭义的概念之分，与我国体质对应的概念是"体力"，体力是指人的正常心理承受能力和能保证积极工作的身体行动能力。日本体育学会测定评价专科分会对体力所下的定义是：体力就是人们为了（有充裕能力来）应付日常生活和偶然事件所必须经常保持的工作能力和抵抗力。

纵观美国和日本对于体质概念的认识，可以发现体质的内涵发生转变与相关的实践、社会的发展等有关，批判性思维是突破这一局限的主要手

---

① 杨少锋，尤桂杰．中美体质研究之比较 [J]．体育学刊，2002，9（4）：136-138.

② 吴萍．中外国民体质研究的历史、现状及展望 [J]．沈阳体育学院学报，2009，28（3）：70-74.

③ 蒲西安．国内外国民体质监测研究现状 [J]．浙江体育科学，2014，36（5）：61-65.

④ 林静，王建雄．美国体质研究发展的若干问题讨论 [J]．天津体育学院学报，1997，12（3）：21-24.

⑤ Corbin C B, Welk G J, Corbin W R, et al. Concepts of physical fitness-active lifestyles for wellness（14th ed）[M]. McGraw-Hill Companies, Inc. 2008：6.

⑥ 李红娟．体力活动与健康促进 [M]．北京：北京体育大学出版社，2012.

段。无论是美国还是日本，对体质的认识都与社会发展和体质监测的实践有密切联系。[①] 对体质概念的认识指向于可见的体力活动，并借助于体力活动的变化来体现人体的体质和健康水平，一定程度上便于大众理解与接受。

5.2　关于国民体质测试的指标

美国在 19 世纪 80 年代后期就有最初的体质测试，但直到 1954 年 Kraus-Weber 测试法比较美国与欧洲儿童的体质的研究报告出台，引起了当时美国政府的震惊，体质问题才被提到政府工作的议程上，不久便成立了青年体质总统委员会（现为体质与运动总统委员会，PCPFS)[②]。在此基础上，全美健康、体育、康复和舞蹈联盟（AAHPERD）设计了包括 7 项指标的测试方法，包括 50 码冲刺跑、立定跳远、垒球掷远、往返跑、600 码跑、引体向上和仰卧起坐。在联邦教育办公室的支持下，1965 年和 1975 年进行了全国普查，在 1975 年测试中删除了垒球掷远。至 1985 年普查时又删除了立定跳远和 50 码冲刺跑，增加了 1 英里跑和坐位体前屈。目前的美国体质测试指标是 1987 年由有氧运动研究所（FITNESSGRAM）确定的 1 英里跑/走、体脂含量（% BF）、身体质量指数（BMI）、坐位体前屈、引体向上和曲臂悬垂；另两种是 AAHPEARD 1988 年调整的 Physical Best 和 IFA 1995 年推广的 Fitness Test 分别包括 5 项（1 英里跑、皮下脂肪厚度、BMI、坐位体前屈、引体向上）和 6 项（坐位体前屈、1 分钟仰卧起坐、俯卧撑、3 分钟台阶试验、BMI、皮下脂肪厚度）测试指标。[③④] 这两组测试指标的选择都与人体的健康有关，包含心肺功能、肌肉力量和耐力、身体柔韧性、身体成分四个方面，这四个方面的良好状态提供和保证了人们安全从事肌肉活动的能力，是人体健康的主要组成部分。[⑤]

日本早在明治 12 年（1879 年）就对部分学生进行了体力测定，包括身高、体重、胸围、上臂围、下肢围、肺活量、握力和饮食量 8 项指标的测定，以后的测试还增加了屈臂悬垂及疾病情况。[⑥] 其后在 1949 年、1952 年、1953 年、1954 年、1957 年、1959 年以 8～18 岁男女青少年为对象进行了多次体力测定，项目包括跑、跳、投、悬垂及灵活性等方面。日本新的体力

①　李芬，杨土保，贺达仁. 中日美体质研究体系的发展与批判性思维［J］. 医学哲学（人文社会医学版），2009，30（5）：20－21.

②　林静，王建雄. 美国体质研究发展的若干问题讨论［J］. 天津体育学院学报，1997，12（3）：21－24.

③　杨少锋，尤桂杰. 中美体质研究之比较［J］. 体育学刊，2002，9（4）：136－138

④　李红娟. 体力活动与健康促进［M］. 北京：北京体育大学出版社，2012.

⑤　Morrow J R，Zhu W，Frank B D，et al. 1958—2008：50 years of youth fitness tests in the United States［J］. Res Q Exerc Sport，2009，80（1）：1－11.

⑥　于可红，毋顺碧. 中国、美国、日本体质研究比较［J］. 体育科学，2004，24（7）：51－54.

标准测试的指标为：20 岁前包括握力、仰卧起坐、坐位体前屈、反复横跨、持久跑、20 米往返跑、50 米跑、立定跳远、投手球；20 岁后包括握力、仰卧起坐、坐位体前屈、反复横跨、快步走、20 米往返跑、立定跳远。其中 20 岁前持久跑和 20 米往返跑任选其一，20 岁后快步走和 20 米往返跑任选其一。① 日本对高龄人群的测试指标包括身高、体重、握力、坐位体前屈、睁眼立足平衡、10 米障碍走、仰卧起坐、6 分钟走等。另外，日本还对残疾人进行体质测试的研究，采用了一些特定的指标。②

欧洲各国在 1978 年签订了采用统一体质测定标准的协议，并开始了相关的研究工作，1986 年整个研究工作结束，出版了测试指南。其体质测定指标包括：一般耐力（PWC170）、最大力量（握力、立定跳远）、力量耐力（单杠悬垂、仰卧起坐）、速度（10×5 米跑、两臂交叉运动）、柔韧（坐位体前屈）、平衡能力、人体测试（身高、体重、皮褶厚度）。③

欧美国家的国民体质测试指标，基本反映了其对体质概念的阐释，即体质是身体活动能力（行为能力）的反映，着重于测试神经肌肉能力、心肺功能水平及身体形态呈现等，测试指标相对简单易行。

5.3 关于国民体质监测结果的评价与推广

体质检测结果的评价基本上采用常模标准，其原理是通过对大样本参考人群进行测试，以百分位数法统计出分布规律。个体测试结果与常模标准进行比较，由所处的相对位置来评价个体体质的优劣。在 20 世纪 80 年代前，美国的体质评价即采用常模标准。1983 年，北卡罗来纳州在体质研究评价中引入了校标参考标准，即像医学指标检测一样，设立一个标准点，把被测试个体人群分为合格与不合格两类，并把这一标准点称为体质的健康标准。他们为 9 分钟跑、仰卧起坐、坐位体前屈、皮下脂肪厚度建立了健康标准。随后 1986 年公布的 Fit Youth Today Program，建立了 20 分钟稳态跑、仰卧起坐、坐位体前屈和下肢脂肪厚度的健康标准。1987 年的 FIT-NESSGRAM 和 1988 年的 Physical Best Program，均建立了各自的健康标准。④ 但新一代的美国研究者发现，在体质评价中应用健康标准也存在一定的问题，会影响想向更高水平体质发展的人群的动力，且易受到分类误差的

---

① 于可红，毋顺碧. 中国、美国、日本体质研究比较 [J]. 体育科学, 2004, 24 (7)：51-54.

② 蒲西安. 国内外国民体质监测研究现状 [J]. 浙江体育科学, 2014, 36 (5)：61-65.

③ 何仲恺. 体质与健康关系的理论与实证研究 [M]. 北京体育大学出版社, 2009：7-8.

④ Morrow J R, Zhu W, Frank B D, et al. 1958—2008：50 years of youth fitness tests in the United States [J]. Res Q Exerc sport, 2009, 80 (1)：1-11.

影响。①

5.4　对我国国民体质监测的启示

我国的国民体质监测也走过了 30 多个年头，虽然与美国、日本和欧洲一些国家在体质测试与研究方面还有一定的差距，但是也应看到我国在国民体质监测方面的巨大成就。我国国民体质监测是伴随我国的改革开放、经济发展而开展的一项社会事业，是我国实施全民健身战略的重要组成部分。由于我国的国情不同，因而照抄、照搬国外的国民体质监测方法显然是行不通的。但是，美国、日本等国家对于体质内涵的认识过程，以及开展国民体质监测与评价的一些做法仍然值得我们借鉴。

5.4.1　体质内涵的认识方面

美国与日本等国家经过不断的实践与思考，逐步把体质与健康、行为表现、运动能力、体力活动等具有联系的概念综合加以考虑，明确了"体质是身体活动的能力反映，而健康是身体活动的目标体现"，即身体活动是"因"，而体质水平与健康则是"果"，只是这两个果一个以"身体活动能力"反映，一个以"身心的状态"反映，强调了身体活动，特别是有目的的、按照生物体活动规律的体育锻炼的重要性。体质监测和健康评估则是对身体活动（体育锻炼）效果的评判，是指导身体活动（体育锻炼）的依据。而我国在一定程度上过于强调了体质与健康的差异，且对于身心和适应的三维健康观过于看重，忽略了提升体质水平、保持身体健康的主要手段。尤其在体育界的体质概念中，"后天获得"应该明确其途径是科学、合理的身体活动（体育锻炼），这样明确健身运动与体质的因果关系，对于民众更好地理解体质监测的意义具有积极的作用。

5.4.2　监测指标的选择方面

美国、日本和欧洲等国国民体质的监测指标在实践基础上修订，其修订的原则是基于对身体活动（体育锻炼）效果认知的提升，同时考虑了选择指标的有效性、科学性和敏感性等，可操作性也是重要的考虑因素。我国在研究国民体质监测指标的过程中基本借鉴了发达国家的一些成功经验，同时在多次全国性体质监测实践的基础上，考虑了我国国情，在指标的选择上可谓深思熟虑。关于国民体质监测指标的研讨，主要不应着眼于指标的增加或删减，而应该着眼于指标的选择在评价身体活动（体育锻炼）对体质与健康改变的效果方面。这样，全国性的体质监测不仅能全面了解我国国民的体质现状，而且能为提升我国国民的体质和健康水平提供参考依

---

① 　林静，王建雄. 美国体质研究发展的若干问题讨论 ［J］. 天津体育学院学报，1997，12（3）：21 –24.

据，这也是开展国民体质监测的初衷。当然，在局部的、小范围的研究，以及特定人群的研究中应该根据体质的内涵，尽量增加研究指标，探索不同指标在监测体质中的意义，同时在调查中要充分考虑身体活动（体育锻炼）有关的非参数指标的获取，保证结果分析的有效性和科学性，为全国性体质监测指标修订积累资料。

5.4.3　监测结果的评价与应用方面

国民体质监测结果的评价与应用方面是我国国民体质监测中存在的主要问题之一，因而美国、日本和欧洲等国的经验值得我们参考与借鉴。纯粹的统计学工具虽然保证了评价和结果公布的科学性，但是评价本身不是体质测试的真正目的，评价能为应用服务最为重要。因此，对于我国2003年颁布的《国民体质测定标准》，应该展开多领域的协同研究，根据现有的测试数据，结合国民体育锻炼现状等进行调研，尽快完善不同年龄、性别、职业等人群的体质监测指标的"合格"标准，特别是对于儿童、青少年、老年人以及农民等我国全民健身计划中的重点人群的"合格"标准进行更为科学的研究，使得体质测试结果能及时反馈给受测人群，同时对促进国民的健身运动意识和行为起到推动作用。

6　本章小结

我国是最早使用"体质"一词的国家，目前主要在医学和体育两个领域广泛应用。体育界对于体质的认识更注重人体的整体性，构建了"国民体质"等语系中的概念内涵。"体质"与"健康"是两个不同的概念，对于两个概念之间的区别与联系的把握，对促进正确认知运动健康具有重要意义。

国民体质的强弱，既是关系该国家每个人身心健康的问题，也是关系一个国家、一个民族文明进步的重要内容。我国的国民体质监测工作历经30余载，形成了当前具有中国特色的国民体质监测制度。

国民体质监测是指导群众科学健身的有效途径，而科学健身是促进国民体质水平提升的主要手段。目前，我国的国民体质监测还存在着诸如监测体系不健全、结果反馈效益差等问题。

美国与日本等国家在对于体质内涵的认识，以及国民体质监测的指标选择、监测结果的评价应用等方面的实践，值得我们在国民体质的监测实践中学习应用。但由于我国的国情不同，因而照抄、照搬国外的国民体质监测方法显然是行不通的。

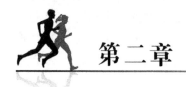

第二章　我国国民体质的人口学特征

体质监测包括调查和评定两个方面，其目的不仅是为了单纯满足对我国国民体质状况的了解，更是为了评估国民体质发展和改善的程度，或者说检验干预措施的效率。① 无论是 7 次青少年学生体质测试的结果，还是 4 次全国性的国民体质监测结果，都显示我国国民与健康关系密切的体质水平总体未见明显改善，甚至有些指标有下降趋势，体力活动不足被认为是造成这一现象的主要原因。因此，进一步认识和解读国民体质监测的结果，探讨合理的干预措施，已成为国民体质研究的主要内容。国民体质监测及相关研究中均涉及了很多人口学变量，主要从体质的自然结构、地域结构、社会经济结构三个大类，以及性别、年龄、自然地理区域、行政区域、城乡区域、民族、教育、职业八个亚类，对体质监测结果进行分析与公布。② 本章对国民体质监测中的人口学变量与健身运动指导的关系进行了阐述，提出依据人口学变量对成年人进行分类健身运动指导的基本设想，为不断完善国民体质监测体系和科学地开展全民健身运动指导提供思考。

1　社会学人群分类及其研究

1.1　社会学人群分类

人口是指生活在特定社会制度、特定地域，具有一定数量和质量的人的总称，是一个社会各种文化、经济和政治活动的基础。人口社会学是对社会上的人口事件进行社会学分析的一门学科，通过对纷繁的人口现象和人口问题的社会学分析来认识和理解人类行为和社会。③ 人口结构是人口社会学的主要研究内容之一。人口结构是一个国家或地区的总人口中，各种

---

① 徐云霞，方向丽. 论健康促进——来自国民体质监测的思考［J］. 体育文化导刊，2007，(8)：23 - 25.

② 蔡睿. 国民体质监测研究内容的结构体系［J］. 体育科学，2004，24 (3)：37 - 39.

③ 佟新. 人口社会学（第四版）［M］. 北京：北京大学出版社，2010：1.

自然的和社会的人口特征的分布状况，包括人口的自然结构、空间结构和社会结构。

人口结构的组成如表 2-1 所示。

表 2-1　人口结构组成

自然结构	空间结构	社会结构
年龄结构	地区分布	阶级结构
性别结构	城乡分布	社会劳动力结构
伤残结构		文化教育结构
		婚姻家庭结构
		民族结构
		宗教信仰结构

改编自：佟新. 人口社会学（第四版）. 北京大学出版社，2010：8

1.1.1　人口自然结构

（1）年龄结构。

年龄结构（age structure）是指一定时间点、一定地区各年龄组人口在全体人口中的比重，人口年龄结构是最基本的人口结构。掌握人口年龄结构有利于制订各种社会发展规划和社会服务计划。人口年龄结构是建立在人为规定基础上的，是相对模式。虽然年龄结构具有绝对计量标准，但其分类标准仍具有相对性。[①] 年龄的分组在社会学问题研究过程中通常有四种类型：① 年代学年龄（chronological age），是指一个人从出生之日起，按年月顺序排列计算年龄，通常采用一岁一组，其他的年龄分组可以在此基础上合并得出，其次以 5 岁为 1 组，按照 0～4 岁，5～9 岁，10～14 岁……依次划分组。② 生物学年龄（biological age），是指一个人现有年龄在其生命历程中所处的位置或其潜在寿命中所达到的阶段，婴儿期、学龄前儿童期、少年期、青少年期、青年期、成年期和老年期是以生命历程为基础的年龄分类。③ 心理学年龄（psychological age），是指以适度行为能力为尺度定义的年龄。④ 社会学年龄（sociological age），是指担当某种社会角色的年龄，依据研究目的有劳动年龄、受教育年龄、生育年龄等。

在年龄结构的分类与分析中有几个重要的概念：① 同期群（cohort）是指同一年代出生的一群人，他们是一组具有相同社会时代背景的人口。同期群概念把年龄角色、年龄分层和历史环境结合起来。同期群是个动态的

[①]　佟新. 人口社会学（第四版）［M］. 北京：北京大学出版社，2010：156.

概念，用同期群的流动加以分析。同期群流动是指个人在一生中随着年龄的增长在各个年龄阶段所经历的年龄角色的移动，包括个人生理、心理的发展和社会变迁的关系以及人口老龄等问题。② 生命历程（life course）是指个人从出生到死亡的全过程。生命历程的概念与个体年龄变量紧密相关，在不同的年龄段，个体在社会生活中具有不同的参与结构和参与性质；个体通过历经重要的生命事件来认同和调适自己的社会角色，转换相应的权利、义务、规范和期望关系，伴随着年龄的变化，社会分配机制也发生变化，个体在不同的生命历程的时间段上享有相应的社会地位。个体的生命轨迹至少包括教育史、婚姻家庭史、生育史以及劳动就业史。③ 人口老龄化（population aging）是指某一人口总体中老年人口（65 岁及以上）的比重逐渐增加的过程。人口老龄化是人口转变的必然结果，随着人口出生率、死亡率的下降和人类预期寿命的延长，人口平均年龄和年龄中位数会随之增加，整个人口会逐渐趋于老龄化。"健康老龄化"（healthy aging）是WHO 积极提倡的，是指老年人在晚年保持躯体、心理和社会功能的健康状态，将疾病或生活不能自理的时间推迟到生命的最后阶段。1987 年世界卫生大会将"健康老龄化的决定因素"作为主要的研究课题。1990 年，WHO把"健康老龄化"作为应对人口老龄化的一项发展战略。这些都足以证明老龄化已成为全世界共同关注的问题。

（2）性别结构。

性别结构（sex structure）是指一定时间点、一定地区男女两性在全体人口中的比重，性别结构也是最基本的人口结构，是社会构成的一部分。染色体的不同形成了男女两性，与其他人口变量相比，性别易于确定和掌握。

在性别结构的分类与分析中有几个重要的概念：① 女性生存优势是指女性比男性有更长的预期寿命，生物学把女性人口随年龄组的推移而上升的变动趋势称为女性的性别生存优势。② 社会性别是指社会对两性关系的期待、要求和评价，是两性在生理上的差别经由各种制度的力量形成不同的社会角色和社会分层。社会性别表现在观念领域的性别分层、公共领域的性别分层，以及私人领域的性别分层。其中观念领域和公共领域中男性处于支配地位，而私人领域性别的社会差异表现为家庭内部的两性分工，受中国传统文化影响，"男主外，女主内"要求妇女理所当然地归属家庭，必然承担养育子女、照顾丈夫、料理家务等家务劳动。

1.1.2　空间结构

人口空间结构是指人口的分布情况。人口分布是一定时间内人口在地理空间上的结构特征。人口空间结构的分类方法主要有两种：一是依据人口的行政区划进行分类，在我国通常分为国家、省、市、县等。一般的社会、经济和人口统计数据依此行政区划来发布。二是按照人口居住地类型并考虑各地的社会、经济和自然条件的差异进行分类，如山区和平原，城市和乡村等，具有人口分布的内在社会经济意义。

世界范围内，城镇人口和乡村人口差别的出现，迄今已有几千年，但我国在中华人民共和国成立以前没有法定的城镇人口和乡村人口，直到1955年，国务院制定了《关于城乡划分标准的规定》，1963年，国务院又颁布了调整市镇建制的指示，由此确定了我国城镇人口的概念，即仅指市镇辖区内的非农业人口，余下的均为乡村人口。1982年第三次人口普查时，考虑到实际情况，我国改变了城镇人口统计口径，把市（不含辖县）、镇范围内的农业人口也统计为城镇人口。随后1984年和1986年为了适应经济发展的需求，国务院放宽了建镇和建市标准，结果导致全国市、镇总数乃至城镇人口急速上升。因而，在1990年第四次人口普查时，又重新规定了市、镇人口的定义，使得人口统计基本反映了城镇人口的真实性。1999年国家统计局制定了《关于统计上划分城乡的规定（试行）》，并在第五次全国人口普查中试行，2008年在广泛征求意见的基础上，对1999年的试行规定进行了修订，颁布了《关于统计上划分城乡的暂行规定》和《国家统计局统计上划分城乡工作管理办法》，并应用于第六次人口普查工作。该规定以国务院关于市镇建制的规定和我国的行政区划为基础，以民政部门确认的居民委员会和村民委员会为最小划分单元，将我国的地域划分为城镇和乡村。城镇是指在我国市镇建制和行政区划的基础上，经该规定划定的区域，城镇包括城区和镇区。

城市化水平是一个国家或地区的城市人口占总人口的比重。城市化具有三个方面的含义：一是人口从农村向城市的转移过程；二是一个国家或地区生活在城市的人口比例；三是不同规模和类型的城市人口的分布。所谓城市，是一个由非农业活动人口组成的、占有一定空间的人口聚集地。19世纪初大概只有3％的世界人口居住在城市，20世纪末有二分之一的人口生活在城市中。

人类所处的自然环境状况决定了人口分布的基本轮廓。自然环境因素包括气候、地形、土壤、地理位置、水资源和各种能源等，它们影响着人类生存的难易程度并直接决定人口分布的稀稠状况。

1.1.3 社会结构

社会结构是一个在社会学中广泛应用的术语，但是很少有明确的定义，最早的使用应该在20世纪初汉语社会科学的形成时期。在当前的汉语社会科学中，这个模糊的概念仍然被广泛使用。广义地讲，社会结构可以指经济、政治、社会等各个领域多方面的结构状况；狭义地讲，在社会学中主要是指社会阶层结构。在此主要讨论社会结构中的劳动力结构、文化教育结构。

（1）劳动力结构。

劳动力结构指劳动就业人口在不同产业的分布，即不同产业的劳动就业人口在总劳动就业人口中所占的比重。劳动力产业结构极为重要，通常用于国际间经济发展水平的比较。国际上一般采用第一产业（广义农业）、第二产业（广义工业）、第三产业（广义服务业）的划分口径。职业指从业人口所从事的工作种类，是按运用特定的工作手段（服务设施）作用于特定的劳动对象这种具体活动特征来划分的，而不考虑该活动属于哪个产业或行业。据估计，当今世界上的职业已多达 5 000 多种，我国 1982 年的人口普查，把职业划分为八大类：① 各类专业技术人员；② 机关、团体、企事业单位负责人；③ 办事人员和有关人员；④ 商业工作人员；⑤ 服务性人员；⑥ 农林牧渔劳动者；⑦ 生产工人、运输工人和有关人员；⑧ 不便分类的其他劳动者。目前国际上（包括中国）为了便于比较，一般将职业人群归纳为以下几类：行政和管理人员、专业和技术人员、办事员和职员、商业和服务人员、农林牧副渔劳动者、生产工人和运输工人、其他。其中前 3 类通常被认为属于脑力劳动者，其余则属于体力劳动者。[①] 1999 年颁布的《中华人民共和国职业分类大典》将我国职业归为 8 个大类，共 1 838 个职业。我国的职业分类参照国际标准职业，从我国实际出发，按照工作性质同一性的基本原则，将我国职业归为 8 个大类，66 个中类，413 个小类。2015 年新版的分类大典中，维持 8 个大类，增加 9 个中类和 21 个小类，减少 547 个职业。8 个大类分别是：① 国家机关、党群组织、企业、事业单位负责人；② 专业技术人员；③ 办事人员和有关人员；④ 商业、服务业人员；⑤ 农、林、牧、渔、水利业生产人员；⑥ 生产、运输设备操作人员及有关人员；⑦ 军人；⑧ 不便分类的其他从业人员。自 2000 年起，我国的职业分类基本参照 8 个大类标准，包括人口普查和国民体质测试等。

在人口职业结构中需要关注的是：① 人口的职业流动，主要包括两个方面的内容，一是劳动者从最初职业到最终职业之间的变动状况，二是劳动者地理位置的变动。② 影响职业结构和流动的社会经济因素很多，包括收入水平、劳动力市场、就业条件、文化资本和社会网络等。

---

① 张善余. 人口地理学概论（第三版）[M]. 上海：华东师范大学出版社，2013：180.

（2）文化教育结构。

人口的文化教育结构是一个国家文化教育水平的反映，对于社会经济的发展具有十分重要的作用。我国的文化教育水平总的说来仍然偏低，但随着教育事业的发展正在不断提高。

从人口学角度讲，文化是指具有一定年龄的人使用文字和通过文字运用知识的能力，这种能力实际上就是人的文化程度的反映。一个国家或地区要良性运行和协调发展，除了要具备适度数量的人口和高素质人口外，还应有较为合理的人口结构[①]。人口文化结构反映了人口的科学文化素质，代表生产力水平，它是衡量一个国家或地区人口质量高低的主要标志之一。人口文化结构与社会经济发展有着相互促进、相互制约的关系。

居民文化水平的变化既直接影响到经济的发展状况和水平，又直接关系到居民之间的收入及收入分配差别，研究指出：文化特征已经成为影响总收入差别的重要变量，文化程度与收入水平正相关，即知识（人力资本）在城市经济中得到了报酬，改革初期存在的严重"体脑倒挂"现象已得到一定程度的纠正。[②]

1.2　我国国民人口结构现状

1.2.1　年龄性别结构

根据第六次全国人口普查结果，我国大陆 31 个省、自治区、直辖市人口和现役军人的年龄构成如下：0 ～ 14 岁人口为 222 459 737 人，占 16.60%；15 ～ 59 岁人口为 939 616 410 人，占 70.14%；60 岁及以上人口为 177 648 705 人，占 13.26%，其中 65 岁及以上人口为 118 831 709 人，占 8.87%。同 2000 年第五次全国人口普查相比，0 ～ 14 岁人口的比重下降 6.29 个百分点，15 ～ 59 岁人口的比重上升 3.36 个百分点，60 岁及以上人口的比重上升 2.93 个百分点，65 岁及以上人口的比重上升 1.91 个百分点。性别结构如下：男性人口为 686 852 572 人，占 51.27%；女性人口为 652 872 280 人，占 48.73%。总人口性别比（以女性为 100，男性对女性的比例）由 2000 年第五次全国人口普查的 106.74 下降为 105.20。在年龄分布上形成了金字塔式的分布，见图 2-1。

---

① 周庆行. 现代社会学 [M]. 重庆：重庆大学出版社，2003：289 – 314.

② 陈宗胜，周云波. 文化程度等人口特征对城镇居民收入及收入差别的影响——三论经济发展对收入分配的影响 [J]. 南开经济研究，2001，（4）：38 – 42.

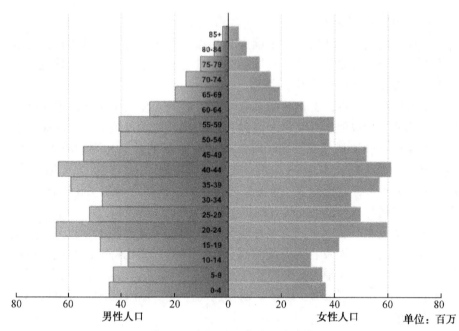

图 2-1 中国 2010 年人口金字塔

数据来源:《2011 中国统计年鉴》——2010 年第六次全国人口普查结果

1.2.2 区域人口分布

2010 年第六次全国人口普查分地区的常住人口有关数据,见表 2-2。

表 2-2 中国(大陆)2010 年分地区的常住人口数据

（单位:人;%）

全国合计	1 339 724 852	100
北京市	19 612 368	1.46
天津市	12 938 224	0.97
河北省	71 854 202	5.36
山西省	35 712 111	2.67
内蒙古自治区	24 706 321	1.84
辽宁省	43 746 323	3.27
吉林省	27 462 297	2.05
黑龙江省	38 312 224	2.86
上海市	23 019 148	1.72
江苏省	78 659 903	5.87

续表

浙江省	54 426 891	4.06
安徽省	59 500 510	4.44
福建省	36 894 216	2.75
江西省	44 567 475	3.33
山东省	95 793 065	7.15
河南省	94 023 567	7.02
湖北省	57 237 740	4.27
湖南省	65 683 722	4.90
广东省	104 303 132	7.79
广西壮族自治区	46 026 629	3.44
海南省	8 671 518	0.65
重庆市	28 846 170	2.15
四川省	80 418 200	6.00
贵州省	34 746 468	2.59
云南省	45 966 239	3.43
西藏自治区	3 002 166	0.22
陕西省	37 327 378	2.79
甘肃省	25 575 254	1.91
青海省	5 626 722	0.42
宁夏回族自治区	6 301 350	0.47
新疆维吾尔自治区	21 813 334	1.63
现役军人	2 300 000	
难以确定常住地	4 649 985	

城乡人口情况如下：大陆31个省、自治区、直辖市的人口和现役军人中，居住在城镇的人口为665 575 306人，占49.68%；居住在乡村的人口为674 149 546人，占50.32%。同2000年第五次全国人口普查相比，城镇人口增加207 137 093人，乡村人口减少133 237 289人，城镇人口比重上升13.46个百分点。2000年的城镇化率为36.22%，2010年的城镇化率为49.68%。

1.2.3　社会结构情况

民族构成：大陆31个省、自治区、直辖市的人口和现役军人中，汉族人口为 1 225 932 641 人，占 91.51%；各少数民族人口为 113 792 211 人，占8.49%。同 2000 年第五次全国人口普查相比，汉族人口增加 66 537 177 人，增长 5.74%；各少数民族人口增加 7 362 627 人，增长 6.92%。

就业人口构成：截至 2010 年年底，我国就业人员总计 76 105 万人，其中从事第一产业人口 27 931 万人，占 36.7%，第二产业人口 21 842 万人，占28.7%，第三产业人口 26 332 万人，占 34.6%。城镇就业人口 34 687 万人，乡村就业人口 41 418 万人，分别占 45.58% 和 54.42%。

各种受教育程度人口：1982 年第三次全国人口普查时，中国大陆 29 个省、市、自治区具有小学以上文化程度的人口占总人口的 60.35%，其中，具有小学文化程度的人口占总人口的 35.37%，具有中学文化程度的人口占 24.37%，大学毕业或肄业人口占 0.6%。2010 年第六次全国人口普查，大陆 31 个省、自治区、直辖市和现役军人的人口中，具有大学（指大专以上）文化程度的人口为 119 636 790 人（占 8.92%），具有高中（含中专）文化程度的人口为187 985 979 人（占 14.03%），具有初中文化程度的人口为 519 656 445 人（占 38.79%），具有小学文化程度的人口为 358 764 003 人（占 26.78%）。同 2000 年第五次全国人口普查相比，每 10 万人中具有大学文化程度的由 3 611 人上升为 8 930 人，具有高中文化程度的由 11 146 人上升为 14 032 人，具有初中文化程度的由 33 961 人上升为 38 788 人，具有小学文化程度的由 35 701 人下降为 26 779 人。文盲人口（15 岁及以上不识字的人）为 54 656 573 人，同 2000 年第五次全国人口普查相比，文盲人口减少 30 413 094 人，文盲率由 6.72% 下降为 4.08%，下降 2.64 个百分点。由此可见，在近 30 年的发展中，我国人口的文化教育结构发生了较大的变化，具有小学以上文化程度的人口占88.52%，比第三次人口普查增加了28.17%，大学毕业或肄业人口增加了8.86%，文盲人口为 5 466 万人，文盲率为4.08%，出现了非常显著的下降。

家庭户人口：大陆 31 个省、自治区、直辖市共有家庭户 401 517 330 户，家庭户人口为 1 244 608 395 人，平均每个家庭户的人口为 3.10 人，比 2000 年第五次全国人口普查的 3.44 人减少 0.34 人。

注：以上数据均引自：中华人民共和国统计局. 中国统计年鉴2011［M］. 北京：中国统计出版社，2011.

2　我国国民体质的人口学特征

2.1　我国国民体质的年龄、性别特征

人口结构各因素中，年龄和性别是最基本、最核心、最重要的因素。我国国民体质监测中人口的自然结构主体按照人口学的性别、年龄两个变

量进行数据的统计与分析，其中年龄结构分为幼儿（3～6岁）、儿童青少年（学生）（7～19岁）、成年人（20～59岁）和老年人（60～69岁）4个年龄段。按照不同性别，分5岁一个年龄段公布体质监测结果，能更好地反映人体遗传学上的个体特征，同时反映人体的生长发育及衰老的特点，显然很大程度上也是考虑到了可操作性。以性别结合年龄特征对国民体质的状况进行分类，便于考察不同性别特定年代人群的体质横断面随年龄变化的特点（趋势、幅度），从而客观地描绘各项体质指标上的差异大小、变化趋势异同、形成原因等。

2.1.1　2000年我国国民体质的年龄、性别特征

（1）在形态方面，身高在3～18岁期间均随年龄增大而增长；20～29岁期间呈稳定状态，同时处于最高阶段，男性为169.7厘米，女性为158.6厘米。此后，随着年龄增大呈缓慢降低趋势，45岁后降低趋势加快，65～69岁男性比最大值低4.9厘米，女性低5.2厘米。体重从3岁起随年龄增大而增长。男性在35岁后趋于稳定，40～49岁最大，为67.6千克；女性在40岁后趋于稳定，50～54岁最大，为59.6千克。此后，男女均随年龄增大呈降低趋势，65～69岁男性比最大值低3.9千克，女性低3.1千克。7～18岁男性儿童青少年（学生）人群的肥胖率比1995年有较大幅度增长，尤其是城市男性青少年。胸围从3岁起随年龄增大而增长。男性在35岁后趋于稳定，随年龄变化幅度较小，45～49岁最大，为90.5厘米；女性在45岁后趋于稳定，55～59岁最大，为88.5厘米。此后，随年龄增长呈小幅度降低趋势，65～69岁男性比最大值低1.5厘米，女性比最大值低1.4厘米。由此可见，2000年国民体质监测的结果显示，我国国民身体形态各指标随年龄增大呈现出增长、稳定和降低的特点，但各指标发生变化的时间和幅度有一定的差异。学生数据的监测结果显示我国青少年肥胖率有明显的增高趋势。

（2）在机能方面，安静脉搏从3岁起随年龄增大而降低，19岁后趋于稳定，20岁后保持在78次/分左右。血压（收缩压和舒张压）从7岁起随年龄增大呈上升趋势。20～39岁期间趋于稳定，男性收缩压为115.1～117.2毫米汞柱，女性为106.5～109.6毫米汞柱；男性舒张压为73.8～77.3毫米汞柱，女性为69.7～72.5毫米汞柱。40岁后随年龄增长呈较快上升趋势，40～69岁男性收缩压由119.4毫米汞柱升高到132.8毫米汞柱，女性由114毫米汞柱升高到131.1毫米汞柱。肺活量在7～19岁期间随年龄增大而增长，但纵向比较发现我国儿童青少年（学生）的肺活量比1995年同龄人群低。在青春发育后期，增长幅度加大，男性30岁后、女性35岁后呈下降趋势，40～69岁男性肺活量由3347.2毫升下降到2441.3毫升，女

性由 2 362.3 毫升下降到 1 761.6 毫升。因此，2000 年国民体质监测的结果显示，我国国民的身体机能在 40 岁前基本呈现随年龄增加而增长的趋势，40 岁后身体机能呈明显下降趋势，主要表现为血压升高、肺活量下降。学生数据的监测结果显示我国青少年的身体机能出现了下滑趋势。

（3）在身体素质方面，幼儿、儿童青少年（学生）的大部分身体素质随年龄增大而增长，但个别身体素质随年龄增长呈降低趋势，如：反映柔韧性的坐位体前屈，在 3 ~ 6 岁期间随年龄增长，男性由 10 厘米降至 8.8 厘米。大部分身体素质伴随青春期出现突增现象，不同身体素质的突增年龄不同，速度、灵敏性的突增年龄在 12 ~ 14 岁期间，肌力、耐力、爆发力的突增年龄在 13 ~ 16 岁期间。青春期后，速度、爆发力、柔韧性和协调性的增长趋于平缓或不再增长。20 ~ 34 岁期间，反映肌力的握力和背力达到最大值，随年龄增大变化幅度不大，40 岁后肌力随年龄增大呈下降趋势。爆发力、柔韧性和平衡性没有最大值的保持期，从 20 岁起随年龄增大呈降低趋势，其中柔韧性和平衡性下降趋势显著。学生数据的纵向比较显示，2000 年我国儿童青少年（学生）的身体素质呈现下滑趋势，特别是力量和耐力素质。

注：相关数据均引自：国家体育总局群体司 . 2000 年国民体质监测报告 [M]．北京：北京体育大学出版社，2002.

2.1.2 　2005 年我国国民体质年龄、性别特征的变化

相比于 2000 年的结果，2005 年我国国民体质的年龄、性别特征出现了一些变化，表现为：

（1）儿童青少年，3 ~ 6 岁幼儿身高、体重有所增长，胸围无变化。身体素质除网球掷远无变化外，10 米折返跑、双脚连续跳、立定跳远、坐位体前屈、走平衡木有所提高。7 ~ 22 岁学生的身高、体重和胸围的生长水平继续呈现增长趋势，握力进一步提高，肺活量水平继续下降。速度、爆发力、力量耐力、耐力素质水平进一步下降，超重与肥胖检出率继续增加。

（2）成年人，男性身高略有增长，体重、胸围、腰围明显增长，臀围无变化；女性身高、体重、腰围、臀围无变化，胸围略有降低。身体机能：男性肺活量无变化，女性明显降低。身体素质：男女纵跳、俯卧撑/1 分钟仰卧起坐明显提高，握力、背力无变化；男女坐位体前屈有所降低；20 ~ 34 岁年龄段男女闭眼单脚站立明显提高，35 ~ 59 岁年龄段无变化；男女选择反应时有所提高。成年男性肥胖率较高并呈增长趋势：利用 BMI 筛查，成年男性肥胖率为 9.3%，比 2000 年增长了 1.7 个百分点，20 ~ 44 岁年龄段随年龄增长而增大，40 ~ 44 岁年龄段最高，达到 11.7%，45 岁后保持在该水平。此外，成年男性超重率达 33.2%，比 2000 年增长了 1.3 个百分点，

随年龄变化趋势与肥胖率相同。

（3）老年人，男女身高无变化，体重、胸围（65～69岁女性无变化）、腰围略有增长，臀围明显降低。身体机能：男女肺活量明显降低。身体素质：男性握力无变化，女性握力略有降低；男女坐位体前屈和闭眼单脚站立明显降低；男女选择反应时明显提高。

注：相关数据均引自：国家体育总局2005年《第二次国民体质监测公报》

2.1.3　2010年我国国民体质年龄、性别特征的变化

2010年国民体质监测结果与2005年相比较，我国国民体质的年龄、性别特征出现了一些变化，表现为：

（1）儿童青少年，3～6岁幼儿的身高、体重、坐高、胸围、10米往返跑、立定跳远、走平衡木、双脚连续跳等指标有所提高，男性提高幅度在0.7%～3.4%之间，女性在0.7%～3.7%之间。皮褶厚度（上臂部、肩胛部和腹部）、安静心率、坐位体前屈、网球掷远等指标有所降低，男性降低幅度在0.9%～6.7%之间，女性在0.1%～7.4%之间。7～22岁学生身高、体重、胸围等均有所增加，形态发育水平继续提高。反映人体生理机能水平的重要指标——肺活量，在连续20年下降的情况下，出现上升拐点。7～18岁中小学生爆发力、柔韧性、力量、耐力等身体素质指标持续下滑趋势开始得到遏制，与2005年相比，有了不同程度提高。反映下肢爆发力的立定跳远成绩有所提高，爆发力素质（立定跳远）出现好转。反映身体柔韧度的坐位体前屈成绩有所提高，中小学生的耐力素质指标持续下滑趋势已经得到遏制，力量素质（握力）继续提高。但是，大学生身体素质继续呈现缓慢下降趋势，但下降幅度明显减小。学生人群的肥胖检出率继续增加。[①]

（2）成年人，20～39岁成年男性的身高、体重、胸围、腰围、臀围、上臂部皮褶厚度、腹部皮褶厚度、收缩压、舒张压、肺活量、背力和俯卧撑等指标有所提高，幅度在0.2%～5.2%之间；肩胛部皮褶厚度、安静脉搏、握力、纵跳、闭眼单脚站立、坐位体前屈和选择反应时等指标有所降低，幅度在0.1%～9.1%之间。女性的身高、体重、胸围、腰围、臀围、上臂部皮褶厚度、收缩压、舒张压、肺活量和1分钟仰卧起坐等指标有所提高，幅度在0.1%～8.0%之间；肩胛部皮褶厚度、腹部皮褶厚度、安静脉搏、握力、背力、纵跳、闭眼单脚站立、坐位体前屈和选择反应时等指标有所降低，幅度在0.6%～5.6%之间。40～59岁成年男性的身高、体重、

① 国家体育总局.2010年全国学生体质与健康调研结果［EB/OL］. http：//www.gov.cn/gzdt/2011－09/02/content_1939247.htm，2011－09－02.

胸围、腰围、臀围、收缩压、舒张压、肺活量、选择反应时等指标有所提高，幅度在 0.1%~2.3% 之间；皮褶厚度（上臂部、肩胛部、腹部）、安静脉搏、握力、闭眼单脚站立和坐位体前屈等指标有所降低，幅度在 1.0%~5.1% 之间。女性的身高、体重、胸围、腰围、臀围、收缩压、舒张压、肺活量等指标有所提高，幅度在 0.1%~1.4% 之间；皮褶厚度（上臂部、肩胛部、腹部）、安静脉搏、握力、坐位体前屈、闭眼单脚站立、选择反应时等指标有所降低，幅度在 0.3%~9.9% 之间。按照我国颁布的 BMI 各等级划分标准进行筛查显示，2010 年，成年人的超重率比 2005 年增长 3.0 个百分点；肥胖率为 9.9%，比 2005 年增长 1.9 个百分点。

（3）老年人，60~69 岁老年男性的身高、体重、胸围、腰围、臀围、收缩压、舒张压、肺活量、坐位体前屈、选择反应时等指标有所提高，幅度在 0.1%~2.4% 之间；皮褶厚度（上臂部、肩胛部、腹部）、安静脉搏、握力、闭眼单脚站立等指标有所降低，幅度在 0.6%~6.2% 之间。女性的身高、体重、胸围、腰围、臀围、上臂部皮褶厚度、收缩压、舒张压、肺活量、坐位体前屈、选择反应时等指标有所提高，幅度在 0.2%~3.2% 之间；腹部皮褶厚度、肩胛部皮褶厚度、安静脉搏、握力、闭眼单脚站立等指标有所降低，幅度在 1.3%~6.9% 之间。2010 年，我国老年人的超重率为 39.8%，比 2005 年增长 4.2 个百分点；肥胖率为 13.0%，比 2005 年增长 1.7 个百分点。

注：相关数据均引自：国家体育总局《2010 年国民体质监测报告》

综上所述，我国国民体质的年龄、性别特征呈现出一定的规律性：

（1）3~6 岁幼儿，在形态、机能和身体素质上呈现随年龄增加而增加的趋势，性别之间的差异不明显（除柔韧性外，指标上男性幼儿高于女性），并呈现出一定的增长趋势。3 次监测结果比较显示，我国幼儿 10 年间在形态、机能和多数身体素质指标方面呈现增加趋势。

（2）7~22 岁学生，在形态、机能和身体素质上呈现随年龄增加而增加的趋势，且有明显的青春期突增现象。纵向比较表明，学生身高、体重、胸围等有增加趋势，但是 3 次监测结果显示机能水平和身体素质，尤其是肺活量、力量素质、耐力素质呈现持续下滑趋势，与此对应的还有超重和肥胖的检出率明显增加。2010 年，中小学生的身体机能与素质下降趋势部分得到抑制，但是大学生的身体机能和素质依然呈现下降趋势。在学生年龄段，整体上男性在形态、机能和身体素质方面高于女性，但在耐力素质上差异相对较小。

（3）20~35 岁成年人，在形态、机能和身体素质上呈现先有所增加后相对稳定的特征。纵向比较显示，10 年间这一年龄段的成年人在形态上有随年龄增加腰围增粗、体重增加的趋势，在机能与身体素质方面则有随年龄增加有下降的趋势，主要表现在肺活量下降、血压增加、力量和耐力素质下降。这一年龄段成人男性在形态、机能和身体素质方面均高于女性，男性的超重与肥胖率高于女性。

（4）35～50岁成年人，在形态方面的变化不明显，趋于稳定，而在机能和身体素质上呈现随年龄增加下降的趋势。10年间的纵向比较发现，此年龄阶段成人变化最明显的是：反映形态指标的腰围明显增加，超重和肥胖的比率明显增加；反映机能的肺活量随年龄增加而下降，而血压和安静时心率则呈现出明显的增加趋势；反映力量的握力出现随年龄增加而呈现出下降的趋势。这一年龄段成人男性在素质方面高于女性，形态、机能变化差异不明显。

（5）50岁以上成年人和60～69岁老年人，随年龄增加形态方面指标逐渐减小，男女变化无差异；身体机能与素质也随年龄增加逐步减小，变化差异同样不明显。10年间的纵向比较发现，50岁以上成年人和老年人的身高、体重、围度等均有所增加，超重、肥胖率明显上升。机能、身体素质指标变化不明显，甚至有增强趋势。这一年龄段的男性与女性在形态、机能和身体素质方面的变化无明显差异。

2.2　我国国民体质的地域特征

人口的地域结构是人口分布与迁移的状况，是人口在空间的散布与聚集，以及位置变动情况，包括自然地理结构、行政区域结构和城乡结构。目前我国国民体质监测中，人口的地域结构变量主要采用行政区域和城乡两个变量，其中城乡人口主要依据户籍划分。我国国民体质呈现城乡人群体质水平的明显差异、国民体质水平的"东高西低"状态等均反映了我国国民体质发展的群体和区域的不均衡性。[①]

对人口行政区域的体质状况进行分类公布，主要是全面了解不同地区的国民体质整体特点，便于各级地方政府选择性地开展各项干预行动，同时也可以考虑结合区域的自然、社会优势开展适宜的运动项目。在健身运动指导方面，我国城乡的差别应该引起足够的重视。一方面，我国的城市化进程正在快速推进，按照户籍划分的城乡人口结构已经不太符合实际的人口分布与迁移状况。另一方面，由城乡居民的可支配收入差距（大约为3∶1）带来的健康观念和生活方式上的差异，实际上对乡村居民的体质水平产生了不可低估的影响。

---

① 国家体育总局. 第二次国民体质监测公报 [EB/OL]. http：// www. sport. gov. cn/n16/n1077/n1467/n1587/616932. html，2005－12－12.

2.2.1 2000 年我国国民体质的地域特征

2000 年国民体质监测显示：所有年龄段城市人群的身高、体重和胸围均明显大于同龄农村人群，其中，儿童青少年（学生）人群在 1985 年的学生体质健康调研中已经出现这一特点。在近 15 年里，农村儿童青少年（学生）的生长发育水平大幅度提高，身体形态各指标的平均增长量超过同龄城市人群，但城乡差距并未消除。

城市 3 ~ 6 岁幼儿平均身高大于乡村幼儿，男性相差 1.8 厘米，女性相差 1.47 厘米，差异均有显著性。城市幼儿体重平均值大于乡村幼儿，平均男性相差 1.0 千克，女性相差 0.7 千克，差异均有显著性。城市幼儿 BMI 均值大于乡村幼儿，差值有随年龄增长而增大的趋势。城市与乡村同性别幼儿安静心率多数年龄组间差异无显著性。城市幼儿坐位体前屈、立定跳远、10 米折返跑、双脚连续跳均好于乡村幼儿，乡村幼儿网球掷远、走平衡木好于城市幼儿，差异有显著性。立定跳远城市男女幼儿分别平均比乡村幼儿远 1.6 厘米和 1.3 厘米，坐位体前屈分别平均大 0.3 厘米和 0.9 厘米，网球掷远分别平均近 0.4 厘米和 0.3 厘米，走平衡木分别平均慢 0.9 秒和 1.5 秒。

城市 7 ~ 19 岁儿童青少年的体格发育水平明显好于乡村儿童青少年。如 7 岁男女学生城乡间身高分别相差 3.2 厘米和 3.1 厘米，体重分别相差 2.4 千克和 1.8 千克，胸围分别相差 1.9 厘米和 1.2 厘米。青春期生长突增后乡村女生的体重、胸围增长趋势比城市女生明显，到 18 岁时城乡女生的体重差异缩小到 0.8 千克，胸围差异缩小到 0.3 厘米。安静脉搏在 12 岁前乡村男女学生（尤其女生）均值大体上高于城市男女学生，其他年龄组差异无规律性；收缩压和舒张压均没有城乡差异；肺活量各年龄组都表现出城市高于乡村；50 米跑、立定跳远男女学生各年龄组都没有明显差异；握力城乡男女学生差异总体上不明显，但 14 岁后，乡村女生握力均值超过城市女生，在 16 ~ 18 岁期间差异有显著性；男生斜身引体向上 11 岁时乡村男生明显超过城市男生；男生引体向上各年龄组乡村学生都比城市学生占优势，差异显著；一分钟仰卧起坐城市女生总体上好于乡村女生；耐力水平 6 ~ 12 岁城市男女学生成绩好于乡村，差异显著，13 ~ 16 岁乡村男女学生占优势；柔韧性 7 岁城乡男生均值接近，其后乡村男生逐渐处于优势，9 岁开始明显，16 岁后差异非常明显，6 ~ 8 岁城市女生略优于乡村女生，其后差异消失，12 岁后发生逆转，14 ~ 18 岁差异明显。

20 ~ 59 岁成年人，2000 年国民体质监测的城乡差别以城市非体力劳动者、城市体力劳动者、农民的职业人群划分确定，其体质差异见 2.3.1 中职业人群的体质特点。

60～69 岁老年人, 无论男女, 城市人群身高高于乡村人群, 体重大于乡村人群, BMI 大于乡村人群; 在各部位皮褶厚度方面均是城市人群大于乡村, 相差最大的是腹部, 最小的是上臂部; 城市男性腰臀比大于乡村, 女性则相反。在身体机能方面, 城市老年人群的肺活量明显高于同龄乡村人群, 其他指标无显著差异。在身体素质方面, 闭眼单足站立城乡间无显著差异, 城市男性的握力、反应能力均好于乡村男性, 柔韧性低于乡村男性; 城市女性的握力、反应能力和柔韧性均好于乡村女性。

2000 年国民体质监测显示: 不同地域人群的身体形态存在较大差异, 较为突出的是北方地区与南方地区的差异。如山东、北京、天津、内蒙古、辽宁等省 (自治区、直辖市) 男性身高最大值在 171 厘米以上, 而云南、广西、贵州、海南等省 (自治区) 最大值在 168 厘米以下, 体重和胸围也呈同样特点。各省 (自治区、直辖市) 间男性各项指标的最大值差分别为: 身高 5.6 厘米, 体重 11.2 千克, 胸围 8.3 厘米; 女性为: 身高 4.7 厘米, 体重 9.6 千克, 胸围 7.2 厘米。我国成年人的心肺功能存在明显的地域差异。新疆、山东和天津等省 (自治区、直辖市) 55～59 岁男性收缩压在131 毫米汞柱以上, 湖南、江西和贵州等省男性收缩压在 123 毫米汞柱以下, 相差 9～11 毫米汞柱。女性的状况与此类似。山东、江苏、北京、内蒙古等省 (自治区、直辖市) 20～24 岁男性肺活量最大值超过 4 000 毫升, 青海、广西、海南、贵州等省 (自治区) 男性肺活量最大值低于 3 500 毫升, 最大差值为 1 227 毫升; 山东、天津、北京和江苏等省 (直辖市) 女性肺活量最大值超过 2 800 毫升, 青海、海南、贵州等省女性肺活量最大值低于 2 400 毫升, 最大差值为 885 毫升。

注: 相关数据均引自: 国家体育总局群体司 . 2000 年国民体质监测报告 [M] . 北京: 北京体育大学出版社, 2002.

2.2.2 2005 年我国国民体质地域特征的变化

2005 年体质监测报告显示, 城镇幼儿的生长发育水平依然好于乡村幼儿, 表现为身高、体重、胸围的平均数均是城镇幼儿大于乡村幼儿。男女乡村幼儿安静心率平均数大于城镇幼儿。城镇幼儿速度、灵敏素质好于乡村幼儿, 乡村幼儿平衡能力和力量素质好于城镇幼儿, 女性城镇幼儿柔韧素质好于女性乡村幼儿。男女城镇学生身高、体重、胸围平均数均大于乡村学生, 表明城镇男女学生的生长发育水平高于乡村学生。身体机能的城乡差异主要表现为城镇学生肺活量平均数大于乡村。城乡学生身体素质存在一定差异, 除了乡村男女生耐力素质好于城镇学生外, 速度、力量和柔韧素质城乡学生间的差异互有大小。

　　成年人的城乡差异同样以不同职业人群表示。老年人各项身体形态指标平均数均为城镇老人大于乡村老年人，城镇老年人肺活量平均数大于乡村，力量素质、平衡能力和反应能力均好于乡村，女性城镇老年人柔韧素质好于乡村。

　　比较 2000 年的城乡国民体质特征，2005 年各年龄段国民体质的城乡变化没有根本性改变。2005 年《第二次国民体质监测报告》未公布各地域的国民体质监测数据，也未对我国不同地区的国民体质监测数据进行比较。各地区对前后 2 次监测结果进行了相关的比较，但也未有全国性的比较结果。

　　注：相关数据均引自：国家体育总局 2005 年《第二次国民体质监测公报》

　2.2.3　2010 年我国国民体质地域特征的变化

　　《2010 年全国学生体质与健康调研结果》《2010 年上海市国民体质监测报告》《2010 年湖北省国民体质监测报告》等材料中的数据显示，2010 年的监测数据与 2005 年的监测结果比较，乡村幼儿的身体形态变化相对较为明显，城市幼儿相对较小；乡村幼儿的身体素质有所增强。学生人群的形态发育水平继续提高，肺活量水平出现上升拐点，营养状况持续改善，乡村学生的形态变化要高于城市，在身体素质上的变化趋势一致。成年人城乡人群的差异基本未改变 2000 年的状况。在 2010 年的公报中给出了国民体质达标率的变化趋势，即城镇、乡村比 2005 年分别增长 1.0 个百分点和 2.1 个百分点。与 2005 年相比，全国有 14 个省（区、市）达到"合格"以上标准的人数比例有所增长、9 个省（区、市）持平、8 个省（区、市）有所降低。

　　注：相关数据均引自：国家体育总局《2010 年国民体质监测报告》

　　我国现有 3 次国民体质监测的数据显示，我国城乡的二元结构虽然在10 年中发生很多变化，人口的移动也在区域性上表现出较大的差异，但是国民体质的城乡和地区特征变化不是很明显。

　　（1）城市人群总体上在形态发育方面明显高于同龄农村人群，表明城乡之间在体格发育方面的差异依然存在，但城乡的差距随着我国城市化水平的提高和我国社会经济的发展正在逐渐缩小。

　　（2）城乡人群在机能和素质上的差异因年龄段和不同的测试指标存在一定的差异性，但与年龄、性别的差异相比基本可以忽略。在成年人群中，农村人群在素质方面，特别是力量、耐力等素质方面的优势未得到表现。但是值得注意的是在老年人群方面，城市老年人群在身体机能和素质方面比农村人群有较好的表现。

　　（3）不同地区人群的身体形态存在较大差异，较为突出的是北方地区与南方地区的差异。我国国民体质呈现出的城乡人群体质水平的明显差距、国民体质水平的"东高西低"状态等均反映了我国国民体质存在群体和区域的不均衡性。

2.3　我国国民体质的社会经济结构特征

人口的社会经济结构可根据人口的社会经济特征划分为经济结构和社会结构两大类。人口经济结构主要包括人口的产业结构、劳动力资源结构、在业人口的行业结构、在业人口的职业结构、在业人口的科学技术等级结构等。人口的社会结构主要包括人口的文化教育结构、婚姻家庭结构、阶级结构、民族结构、宗教结构等。国民体质的社会经济特征主要考察的是成年人群的体质受社会经济影响的程度。我国国民体质监测中，社会经济结构变量主要关注民族、教育和职业三个方面。其中不同民族的经济生活、居住地域、文化习俗等均具有其各自的特点，了解不同民族的体质状况，可考察经济发展水平、地域、文化习俗等要素对人口的体质状况的影响。[①]但是目前我国尚未在民族的体质特征差异方面引起足够的重视，现有的资料中主要是关于职业和教育的相关数据。

2.3.1　2000 年我国国民体质的社会经济结构特征

在我国的国民体质监测中，成年人的职业人群分为城市非体力劳动者、城市体力劳动者和农民。2000 年国民体质监测显示：

在形态方面，不同职业人群身高表现为城市非体力劳动者高于城市体力劳动者，两者又高于农民，体重为农民最轻、城市体力劳动者居中、城市非体力劳动者最大，女性在城市体力和非体力劳动者间较接近，总体上表现为农民相对瘦小，且 35 岁以后与城市人群的差距逐渐增大。BMI 三种职业人群比较显示，城市非体力劳动者均大于城市体力劳动者、城市体力劳动者又大于农民。同部位的皮褶厚度表现出城市非体力劳动者最厚，农民最薄；腰臀比：女性农民 > 城市体力劳动者 > 城市非体力劳动者，男性农民最小，其他两类人群相近。

在身体机能方面，男性 40 岁前城市体力劳动者和非体力劳动者的血压均值低于同龄农民，但随着年龄增大的增速快于农民，在 50 岁后的收缩压、45 岁后的舒张压高于农民。农民女性各年龄段的收缩压和舒张压均高于城市女性。城市非体力劳动者的肺活量均大于城市体力劳动者和农民。

在身体素质（体能）方面，39 岁以下各年龄段城市体力劳动者的握力略大于其他两类人群，但 40 岁后体力劳动者的握力随年龄下降的幅度大于非体力劳动者。城市男女体力劳动者的背力明显大于非体力劳动者。城市

---

① 蔡睿. 国民体质监测研究内容的结构体系 [J]. 体育科学，2004，24（3）：37 – 39.

体力劳动者的腿部爆发力明显好于其他两个职业人群。柔韧性下降速度最快的是城市非体力劳动者，农民男女性各年龄段的柔韧性均好于城市其他两类人群。城市非体力劳动者各年龄段的速度、灵敏性、反应能力明显好于其他两个职业人群。城市非体力劳动者的平衡能力明显强于其他两个职业类别的同龄人群。

在人类整个生命历程的 1/2（20～60 年）或更长的时间里，人们的各种活动多与所从事的职业密切相关，因而职业是影响人群健康和体质的重要因素。不同职业人口的死亡率和预期寿命有较大差异①②，不同职业人口的健康状况③、慢性病患病④均存在显著差异。将我国职业人口归为 8 个大类，体质监测结果也表明：专业技术人员的体质总分最高；管理人员、商业人员和办事人员的体质状况没有显著性差异，排在第 2 位；生产工人和服务人员的体质状况相当，排位第 3；运输工人的体质状况列第 4 位；农民的体质状况最差，体质总分最低。⑤ 身体机能和素质指标在不同职业间差异巨大，特征鲜明。⑥ 王崇喜等采用较为科学的调查方案在全国城乡范围内随机抽样的居民中进行入户调查，在研究近 8 000 份数据的基础上，发现我国职业人群受性别、年龄、文化程度的影响，其参加体育活动的情况有着明显的差异性和职业倾向性，受地域环境、风俗习惯和经济条件的制约，也表现出发展的不均衡性。各职业人群的经济收入与体育消费呈正相关，即体育消费水平随着职业人群经济收入的增长而逐步上升。⑦

社会经济结构中的重要变量文化程度与体质的关系，国民体质监测中有调查，但未对相关数据进行公布。在非经济的人口社会结构中，最受人们关注的是人口文化教育结构，教育程度对人的社会经济地位、生存状态有着极大的影响，势必对人群的体质状况产生影响。⑧ 已有的研究表明，

① 高凌. 中国不同职业人口的死亡率差异分析 [J]. 中国人口科学，1995，(4)：16－20.

② 孙福滨，刘海域，胡平. 中国不同职业人口死亡水平特征 [J]. 中国人口科学，1996，(5)：18－25.

③ 翟炜，陈绍斌，沈月兰. 不同职业人群健康状况调查分析 [J]. 安徽预防医学杂志，2004，10 (6)：337－338.

④ 郝志华，王俊明，李岩，等. 不同职业人群脂肪肝患病情况及相关因素分析 [J]. 中国全科医学，2012，15 (21)：2444－2447.

⑤ 国家体育总局群体司. 2000 年国民体质监测报告 [M]. 北京：北京体育大学出版社，2002.

⑥ 姜文凯，孙飙，王志光，等. 江苏省成年人体质的区域特征及其影响因素初探 [J]. 体育与科学，1998，19 (5)：126－133.

⑦ 王崇喜，袁凤生，姚树基. 我国不同职业人群的体育现状研究 [J]. 中国体育科技，2001，37 (9)：3－9.

⑧ 蔡睿. 国民体质监测研究内容的结构体系 [J]. 体育科学，2004，24 (3)：37－39.

不同文化程度的人口的死亡率和预期寿命差异显著①。因此，在国民体质的影响因素研究中应加强受教育程度方面的研究。

2.3.2　2005 年我国国民体质社会经济特征的变化

在形态方面，城镇女性腹部脂肪 30 岁后持续快速增长的趋势非常明显。和城镇人群相比，农民男性相对瘦小，而农民女性身高略矮，但身体壮实。身体机能差异主要表现为农民女性的收缩压或舒张压平均数大于城镇体力劳动者和城镇非体力劳动者，男女的肺活量平均数为城镇非体力劳动者最大，城镇体力劳动者次之，农民最小。身体素质方面，在爆发力、肌肉耐力、平衡能力和反应能力方面均表现为城镇非体力劳动者最好，城镇体力劳动者次之，农民最差；柔韧素质方面表现为农民好于城镇非体力劳动者和城镇体力劳动者。

刘元田等对山东省 2005 年国民体质监测数据进行了多重比较研究，发现身高、体重、肺活量和握力存在着明显的城乡差异，城市高于乡村，体力劳动者的肺活量小于非体力劳动者，表明体力劳动不能代替体育锻炼，体育锻炼只有建立在适宜运动强度、全身关节参与、持之以恒锻炼、膳食营养平衡的基础上才更有效果。男性 BMI 值和体重超重率高于女性，说明女性形体锻炼意识强于男性，专业技术人员 BMI 值和体重超重率居中，表明文化程度可影响体育价值观和体质健康，男性机关企事业负责人 BMI 值和体重超重率最高，成为肥胖防治的重点人群。②

2.3.3　2010 年我国国民体质社会经济特征的变化

在形态方面，城市男性体力劳动者的体重增加明显，各年龄段的 BMI 均值出现增加趋势。根据上海市的监测数据，2010 年男性的超重、肥胖率均高于 2005 年，其中城市体力劳动者增幅最大，较 2005 年增加 6.6 个百分点；女性超重、肥胖率较 2005 年呈现下降趋势。

在身体机能方面，不同职业人群城市人群有不同程度下降，但无明显规律。

在身体素质方面，城市体力劳动者在握力、爆发力、柔韧性等指标上下降较明显，城市非体力劳动者也有下降趋势。

综上所述，我国国民体质的社会经济特征主要反映在成年人群之中，但年龄性别特征和城乡的区域特征未得到应有的重视。一方面，将职业人群分为城市非体力劳动者、城市体力劳动者、农民，较为粗糙；另一方面，

---

① 谢韦克.中国不同文化程度人口的死亡水平［J］.中国人口科学，1995，（3）：28–33.

② 刘元田，于波，林小青.山东省成年人不同职业人群体质状况的研究［J］.山东体育学院学报，2008，24（1）：50–53.

其他的社会经济结构变量缺乏相应的数据。就现有的数据而言，我国国民体质的社会经济结构特征主要表现为三类人群上的差异。

（1）不同职业人群在 35 岁前的身体形态、机能和身体素质方面虽存在一定的差异性，但整体上的差异与职业的关联度有限。这可能与我国受教育年限的延长，以及年轻人的生活方式相对稳定有关。

（2）城市非体力劳动者相对而言文化程度较高，职业的稳定性较好，因而在 10 年中体质的变化较小，而城市体力劳动者和农民随着我国现代化水平的提升，相对的参与的体力活动较少，在体质方面的变化较大，尤其在体重、血压、力量素质等方面趋于不健康表现。

（3）城市非体力劳动者男性 40 岁后 BMI 值和体重超重率较高，收缩压与舒张压增高，肺活量下降，这大多与生活方式的改变有关，而女性出现了相反的变化，结合工作性质与文化程度，可以认为文化程度可影响体育价值观和体质健康水平。

（4）城市体力劳动者和农民人群，传统认知是参与的体力活动较多，相应的体质较好，但是实际情况并非如此，特别是在力量、耐力等方面未表现出明显的优势，表明过于简单的职业划分不能真实地反映职业对体质的影响。

3　国民体质监测结果中派生的人群变量及其意义

目前，我国体质健康研究的对象主要集中于生理、智力和心理"正常"的普通人群，而对于需要给予特殊关注的病残、肥胖、体弱等社会弱势群体的研究相对不足。[1] 事实上，我国国民体质监测结果中，蕴含着这些"弱势群体"的结果[2]。由存在各种体质方面问题的人群，派生许多人口学变量。对于这些人口学变量的认识，有助于我们在健身运动指导上提出除了上述人口学基本变量外的健身运动建议。

3.1　肥胖和超重人群

肥胖和超重目前被认为是影响人体健康的重要危险因素，与诸如心脑血管疾病、代谢性疾病的发生率有密切关系。国民体质监测中，对于超重和肥胖采用 BMI 的评判方法，BMI 的计算公式为：BMI = 体重（千克）/身高（米）^{2}，我国在 WHO 基础上修正的评价标准为：BMI < 18.5 为"体重过轻"，18.5 ≤ BMI < 24.0 为"体重正常"，24.0 ≤ BMI < 28.0 为"超重"，

①　池建. 国民体质健康研究的思考 ［J］. 北京体育大学学报，2009，32（12）：1-4.

②　国家体育总局 . 2010 年国民体质监测公报 ［EB/OL］. http：// www. sport. gov. cn/n16/n1077/n297454/2052709. html，2011-09-02.

BMI≥28.0 为"肥胖"。

根据 2010 年国民体质监测的结果，7～22 岁城市男生、城市女生、乡村男生、乡村女生肥胖检出率分别为 13.33%、5.64%、7.83%、3.78%，比 2005 年分别增加 1.94、0.63、2.76、1.15 个百分点；超重检出率分别为 14.81%、9.92%、10.79%、8.03%，比 2005 年分别增加 1.56、1.20、2.59、3.42 个百分点。我国在身体健康状况正常人群中（排除了不宜参加运动者和身体有缺陷者），成年人和老年人的超重率分别为 32.1% 和 39.8%，比 2005 年分别增长 3.0 和 4.2 个百分点；成年人和老年人的肥胖率分别为 9.9% 和 13.0%，比 2005 年分别增长 1.9 和 1.7 个百分点。成年人的皮褶厚度检测、腰臀比检测结果基本也支持上述结果。由此可见，在我国学生人群中，超重和肥胖人群占总数的 20% 左右，而在成年人中为 40% 左右，在老年人群中的比例更高，在 50% 左右。进一步细化这类人群的体质特征，结合相关的生活方式、运动锻炼习惯等综合分析，有助于为肥胖和超重人群提供有效的干预措施。

3.2　心肺功能较差人群

心肺功能，特别是心肺耐力，是人体最重要的与健康有关的功能能力，主要与人体的心血管系统、呼吸系统的机能有关。国民体质监测中成年人反映心肺功能水平的指标是台阶测试。测试利用台阶完成，研究表明，心肺耐力强的人比心肺耐力弱的人在运动后心率恢复的速度快。测试方法：台阶高度为男子 30 厘米，女子 25 厘米；上下台阶频率为 30 次/分；连续重复 3 分钟。完成后，受试者立刻静坐在椅子上，测量并记录运动后 1 分～1 分 30 秒、2 分～2 分 30 秒、3 分～3 分 30 秒的 3 次脉搏次数。如果受试者不能坚持运动 3 分钟，应立即停止运动，记录运动持续时间，并以同样方法记录 3 次脉搏数。将记录结果代入公式计算台阶指数，台阶指数 = ［运动持续时间（s）/（3 次测量脉搏数之和 ×2）］×100。学生人群则采用 50 米往返跑、800 米跑、1 000 米跑的测试成绩予以评价。

凡是评分低于一般水平的人群均可以确定为心肺功能较差人群。监测结果不管是学生人群，还是成年人和老年人人群，心肺功能较差人群均有较高比例。

3.3　力量素质较差人群

肌肉力量和肌肉耐力的评定是健身运动效果评定的重要组成部分。肌肉力量是指肌肉收缩所产生的力量，是人体维持姿势和完成动作等生理活动所必需的。力量素质与人体正常的活动能力有着密切联系，力量素质的好坏不仅影响到自身运动器官系统的正常发展水平，同时也会影响整体的活动水平，进而影响心肺功能等能力。国民体质监测中力量素质的指标有适用于除幼儿以外人群的握力测试，适用于学生的斜身引体、引体向上、一分钟仰卧起坐测试等，适用于 20～39 岁男性的俯卧撑、女性的一分钟仰卧起坐测试等。其中握力目前被认为是一定程度上反映人体力量素质水平的较好指标。

凡是评分低于一般水平的人群均可以确定为力量素质较差人群。监测结果表明，与心肺功能较差情况类似，不管是学生人群，还是成年人和老年人人群，力量素质较差人群均有较高比例。

3.4　柔韧素质较差人群

人体的柔韧性，主要与自身各关节的活动幅度大小有关，关节的活动幅度越大，柔韧性程度越好；同时也与跨过关节的韧带、肌腱、肌肉等的延展性有关。身体缺乏柔韧性会影响体育锻炼的效果。经常参加体育活动，有助于保持和增强身体的柔韧性，从而有利于肌肉动作的完成和速度的发挥，也有利于预防软组织损伤。国民体质监测中柔韧素质的测试指标为适用于学生人群的立位体前屈和适用于其他人群的坐位体前屈。

凡是评分低于一般水平的人群均可以确定为柔韧素质较差人群。监测结果与心肺功能较差和力量素质较差的情况类似。

3.5　慢性疾病人群

慢性病全称是慢性非传染性疾病，主要指以心脑血管疾病（高血压、冠心病、脑卒中等）、糖尿病、恶性肿瘤、慢性阻塞性肺部疾病（慢性气管炎、肺气肿等）、精神异常和精神病等为代表的一组疾病，具有病程长、病因复杂、健康损害和社会危害严重等特点。据《中国居民营养与慢性病状况报告》（2015 版）[①] 报道，2012 年全国 18 岁及以上成人高血压患病率为 25.2%，糖尿病患病率为 9.7%，与 2002 年相比，患病率呈上升趋势。40 岁及以上人群慢性阻塞性肺病患病率为 9.9%。根据 2013 年全国肿瘤登记结果分析，我国癌症发病率为 235/10 万，肺癌和乳腺癌分别位居男、女性发病首位，十年来我国癌症发病率呈上升趋势。2012 年全国居民慢性病死亡率为 533/10 万，占总死亡人数的 86.6%。心脑血管病、癌症和慢性呼吸系统疾病为主要死因，占总死亡人数的 79.4%，其中心脑血管病死亡率为 271.8/10 万，癌症死亡率为 144.3/10 万（前五位分别是肺癌、肝癌、胃癌、食道癌、结直肠癌），慢性呼吸系统疾病死亡率为 68/10 万。经济社会快速发展和社会转型加重了人们的工作、生活压力，对健康造成的影响也不容忽视。

一些更为全面的体质监测和一般的健康体检，能够筛选出一些慢性病

---

① 中华人民共和国国家卫生和计划生育委员会．http：//www.nhfpc.gov.cn/，2015－6－30.

人群，如糖尿病、高血压、冠心病、骨质疏松患者及相关慢性病的高危人群。对于这些特殊人群的健身运动干预的相关研究较多，未来的研究主要是结合人口结构的基本变量，加以适当分类，以期能起到更好的指导作用。

4　本章小结

各种人口结构变量之间并不是彼此隔绝和完全孤立的，而是在不同程度上存在着互相联系、互相依存、互相渗透的关系，有些甚至是密不可分的关系。作为人群划分的依据，明确这些变量在影响国民体质监测结果分析中的重要性，特别是对年龄、城乡、职业人群等进行更为细致、科学的分类，对于更好地了解我国国民体质的现状，更加科学合理地提出体质健康的干预措施，指导全民健身运动，促进我国国民体质的增强具有十分重要的作用。

我国国民体质与年龄相关的特征需要关注以下几个方面：（1）青少年在机能和身体素质上连续多年下降后止跌，但回升幅度不够，大学生的身体机能和素质依然呈现下降趋势，青少年中的超重和肥胖呈现增加趋势等；（2）35 岁前的成年人在形态上有随年龄增加腰围增粗、体重增加的趋势，在机能与身体素质方面则有随年龄增加而下降的趋势；（3）35～50 岁成年人，腰围明显增加，超重和肥胖的比率明显增加，各项机能和素质出现快速下降；（4）50 岁成年人和老年人超重、肥胖率明显上升，但机能和素质的下降速度减缓，甚至有所增加。各年龄段性别上的差异除正常受两性差异影响外，无特别明显的特征。

我国城乡的二元结构虽然在十年中发生了很多变化，人口的移动也在区域性上表现出较大的差异，但是城乡之间在体格发育方面的差异依然存在。城乡人群在机能和素质上的差异因年龄段和不同的测试指标而存在一定的差异性，但基本可以忽略。城市老年人群在身体机能和素质方面比农村人群有较好的表现。国民体质水平的"东高西低"状态等均反映了我国国民体质发展的群体性和区域性。

我国国民体质的社会经济特征主要反映在成年人群之中，但年龄性别特征和城乡的区域特征未得到应有的重视。一方面，将职业人群分为城市非体力劳动者、城市体力劳动者、农民较为粗糙；另一方面，其他人口社会经济结构变量的国民体质状况缺乏相应的数据。不同职业人群在 35 岁前的身体形态、机能和身体素质方面虽存在一定的差异性，但整体上的差异与职业的关联度有限。而城市体力劳动者和农民随着我国现代化水平的提升，相对的参与的体力活动较少，体质趋于减弱。城市非体力劳动者男性40 岁后 BMI 值和体重超重率较高。

　　一般健康体检和国民体质监测结果派生的体质特殊人群，虽然相关的研究较多，但在结合其他的人口结构因素综合考虑方面尚存在不足，且各类人群在我国的比例较高，应引起重视。如能结合基本的人口结构变量进行更为深入的研究，将有助于制订针对性的健身运动方案，也是国民体质监测体系构建的重要内容。

第三章　不同职业人群的体质特征及影响因素

　　生产力和社会劳动分工的不断发展，促使人类的经济活动在内容上逐渐由简单、狭窄走向复杂、广泛，形成越来越多的被称为产业或行业的部门。各国由于自然、历史、社会条件的差别以及生产力发展水平和经济体制的不同，所以对经济活动的部门分类也各不相同。为使各国的分类在国际间具有一定的可比性，并有利于国际经济交往，联合国统计委员会于1948年第一次制定了《全部经济活动的国际标准产业分类》（ISIC），并于1958年、1968年、1989年和2006年作了4次修订。在最近一次的修订目录中，ISIC将全部经济活动划分为21个门类，下分88个大类，233个中类和419个小类。参照这一目录，并结合本国国情，我国政府有关部门也制定了《国民经济行业分类》（GB/T 4754—2011）[1]，将国民经济分为20个门类，96个大类，432个中类，1 094个小类。对应于ISIC，当今世界上针对GDP产生的途径，三次产业划分是比较通用的分类方法，它实质上是对ISIC各门类的再组合。[2]

　　职业指从业人口所从事的工作种类，是按运用特定的工作手段（服务设施）作用于特定的劳动对象这种具体活动特征来划分的，而不考虑该活动属于哪个产业或行业。在古代，受生产力水平限制，人们的职业分工很简单。随着社会经济的发展，这种分工日趋复杂化。据估计，当今世界上的职业已多达5 000多种，国际上（包括中国在内）一般把它们归纳为七大类：①行政和管理人员；②专业和技术人员；③办事员和职员；④商业和服务业人员；⑤农林牧渔劳动者；⑥生产工人和运输工人；⑦其他。其中①～③项通常认为属于脑力劳动，其余则属于体力劳动，另外，有的国家还有"蓝领职业"和"白领职业"的说法。

---

[1]　中华人民共和国国家统计局. http：//www.stats.gov.cn/tjsj/tjbz/hyflbz/.
[2]　张善余. 人口地理学概论（第三版）[M]. 上海：华东师范大学出版社，2013：160.

1999 年颁布的《中华人民共和国职业分类大典》从我国实际出发，按照工作性质同一性的基本原则，将我国职业归为 8 个大类，66 个中类，413 个小类，1 838 个职业。2015 年新版的分类大典中，维持 8 个大类，增加 9 个中类和 21 个小类，减少 547 个职业。8 个大类分别是：① 国家机关、党群组织、企业、事业单位负责人；② 专业技术人员；③ 办事人员和有关人员；④ 商业、服务业人员；⑤ 农、林、牧、渔、水利业生产人员；⑥ 生产、运输设备操作人员及有关人员；⑦ 军人；⑧ 不便分类的其他从业人员。我国 2000—2010 年三次国民体质监测关于职业人群的划分均按照这一标准。但在结果的公布中，将成年人的职业人群合并成三类，划分为城市非体力劳动者、城市体力劳动者和农民。三次监测结果均表明，不论是形态、机能方面，还是身体素质方面，同年龄、同性别的三类职业人群间的体质均存在一定的差异（见第二章）。不同的职业反映了不同的工作性质，同时也关联着受教育程度、社会分层、收入水平、消费意识和生活方式等方面的差异，厘清各职业人群的体质特征及其影响因素，对针对性地提出运动健身干预措施具有积极意义。本章以江苏省 2010 年国民体质监测的结果为依据，对除军人和无业人员外的 7 类人群的体质特征进行进一步的细分，依据相关的调查数据对体质的影响因素进行分析，在此基础上以机关工作人员、专业技术人员为重点进一步研究影响体质健康的因素，并提出针对这两类人群的健身运动干预措施，为后期的干预实践研究提供理论指导。

1　研究对象与方法

1.1　研究对象

以江苏省 2010 年国民体质监测中成年人的体质监测与调查数据为研究对象。为了便于分类，不包括军人和无业人员。除"专业技术人员"外，将国家机关、党群组织、企业、事业单位负责人简称为"机关工作人员"，将办事人员和有关人员简称为"办事人员"，将农、林、牧、渔、水利业生产人员简称为"农林牧渔水利人员"，将生产、运输设备操作人员及有关人员简称为"生产操作人员"，将不便分类的其他从业人员简称为"自由职业人员"。将职业人群分为 7 类（表3-1），共计 11 127 人，其基本情况见表3-2。

表 3-1　2010 年江苏省国民体质监测不同职业分布

职业分类	人数	百分比
机关工作人员	1 975	17.7
专业技术人员	1 956	17.6
办事人员	1 507	13.5
商业服务人员	910	8.2
农林牧渔水利人员	1 284	11.5
生产操作人员	2 095	18.8
自由职业人员	1 400	12.61
总计	11 127	100

表 3-2　2010 年江苏省国民体质监测不同职业人群基本情况

基本情况	性别		年龄							
	男	女	20～24	25～29	30～34	35～39	40～44	45～49	50～54	55 以上
人数	5 620	5 507	1 324	1 355	1 493	1 432	1 513	1 412	1 336	1 262
百分比	50.5	49.5	11.9	12.2	13.4	12.9	13.6	12.7	12.0	11.3

基本情况	文化程度				
	大学以上	高中/中专	初中	小学	小学以下
人数	4 357	2 968	2 878	696	227
百分比	39.2	26.7	25.9	6.2	2.0

1.2　研究方法

1.2.1　体质指标的选取

在不同职业人群体质的年龄比较研究中，由于在国民体质监测中，成年人的监测指标是按照 20～39 岁和 40～59 岁划分的，部分指标仅在 1 个年龄段监测，不便于比较，因而在 2 个年龄段共同监测的指标中选取与成年人运动健身关系密切的指标进行分析。身体形态数据观察：体重与 BMI、腰围与腰臀比、皮褶厚度和；身体机能数据观察：安静脉搏（心率）、血压、肺活量、台阶指数；身体素质数据观察：握力（力量素质）、坐位体前屈（柔韧素质）、闭眼单脚站立（平衡能力）、选择反应时（反应能力）；体质水平数据观察：体质评分等级。

对机关工作人员和专业技术人员体质的影响因素分析，采用上述指标中具有评分等级的指标。身体形态采用身高标准体重评分，耐力素质水平采用台阶评分，力量素质水平采用握力评分，柔韧素质水平采用坐位体前屈评分，平衡能力采用单脚站立时间评分，反应能力采用反应时评分。将体质评分的等级合并为3级：优良、合格、不合格。

1.2.2 数据处理方法

（1）采用 SPSS 统计软件，对不同性别、不同职业人群的各项体质指标随年龄变化的描述统计采用平均数 ± 标准差表示，对不同职业人群的各项体质观察指标的差异比较采用多因素方差分析，显著性水平确定为 0.05。

（2）采用 SPSS 统计软件，将各项体质指标的评分和体质评分等级作为因变量，考察性别、年龄、文化程度等人口学基本变量，以及其他生活习惯因素变量的影响。采用卡方检验比较各自变量影响的差异显著性，显著性水平确定为 0.05。各个影响因素变量的等级确定情况见表3-3。

表3-3　体质影响因素变量

因素	变量
性别	1. 男；2. 女
年龄	1. 青年（35岁以下）；2. 壮年（35～49岁）；3. 中年（50岁以上）
文化程度	1. 小学（小学及以下）；2. 中学（初、高中）；3. 大学（大学及以上）
工作场所	1. 办公室；2. 其他
单位运动会	1. 无；2. 有
单位体育设施	1. 有；2. 无
上班距离	1.1公里以下；2.1～3公里；3.3～6公里；4.6公里以上
家周围体育设施	1. 有；2. 无
在外就餐	1. 从不（0次/周）；2. 偶尔（1～2次/周）；3. 经常（3次以上/周）
睡眠时间	1.6小时及以下；2.6～8小时；3.8小时及以上
熬夜情况	1. 经常；2. 偶尔；3. 从不
压力感	1. 总是；2. 经常；3. 偶尔；4. 很少；5. 从不
自我体质感觉	1. 好；2. 较好；3. 一般；4. 较差；5. 差
有无慢性病	1. 有；2. 无
交通方式	1. 步行为主；2. 骑车为主；3. 自驾为主；4. 公交为主
上班静坐状况	1. 较少（少于3小时）；2. 正常（3～5小时）；3. 较多（5小时以上）
平时散步情况	1. 经常；2. 偶尔；3. 很少（含无）
做家务数量	1. 较多；2. 偶尔；3. 较少（含无）
运动数量	1. 较大；2. 一般；3. 较小（含无）
休闲活动数量	1. 经常；2. 偶尔；3. 很少（含无）

2 研究结果

2.1 江苏省2010年国民体质监测不同职业人群的特征

2.1.1 不同职业人群体重与BMI的差异

不同性别、不同职业人群体重与BMI的差异见图3-1～图3-4。

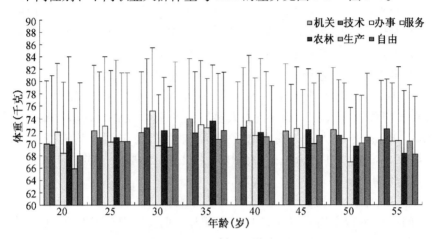

图3-1 不同职业人群体重均值比较（男）

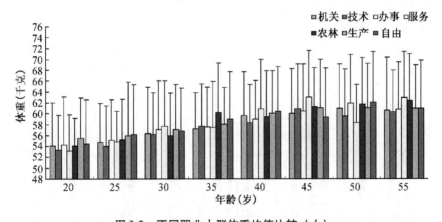

图3-2 不同职业人群体重均值比较（女）

从图3-1和图3-2可见，35岁前，男性办事人员的体重均值最大，生产操作人员的体重均值最小，商业服务人员体重较轻；35岁至50岁之间各职业人群体重均值差距缩小，50岁以上机关工作人员和专业技术人员的体重均值较大。女性35岁前各职业人群体重均值间差异较小，35～50岁之间农林牧渔水利人员和商业服务人员的体重较大，50岁以上各职业人群间的差异缩小。

　　多因素方差分析显示：男性职业、年龄均对体重有显著影响（$F =$ 7.991，6.636，$P = .000$），两者之间无交互作用（$F = 1.183$，$P = .195$）。机关工作人员、专业技术人员均与商业服务人员、生产操作人员、自由职业人员有非常显著差异（$P < 0.01$）；办事人员与商业服务人员、农林牧渔水利人员、生产操作人员、自由职业人员有非常显著差异（$P < 0.01$）；农林牧渔水利人员与生产操作人员间有显著差异（$P < 0.05$）。女性职业、年龄均对体重有显著影响（$F = 2.538$，69.578，$P = .019$，.000），两者之间无交互作用（$F = .0918$，$P = .623$）。机关工作人员、专业技术人员、办事人员、商业服务人员与农林牧渔水利人员均有非常显著差异（$P < 0.01$），自由职业人员与农林牧渔水利人员间有显著差异（$P < 0.05$）；机关工作人员、专业技术人员与生产操作人员均有非常显著差异（$P < 0.01$）；办事人员、商业服务人员与生产操作人员均有显著差异（$P < 0.05$）；机关工作人员、专业技术人员与自由职业人员有非常显著差异（$P < 0.01$）。

　　图3-3、图3-4显示，男性BMI均值各职业人群在30岁以下处于22～24之间，35岁以上均值超过24的趋势明显；而女性则有随年龄增加逐渐增加的趋势，30岁之前均值处于20～22之间，除商业服务人员、农林牧渔水利人员外，45岁前处于22～24之间，45岁后均值多数超过24，50岁以后各职业人群间的差异变小。

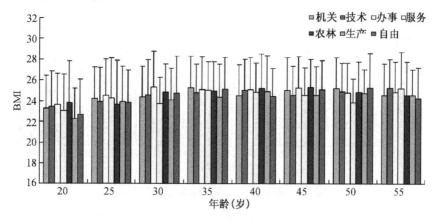

图3-3　不同职业人群BMI均值比较（男）

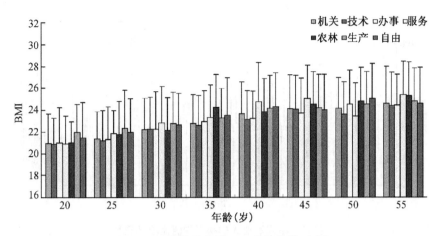

图 3-4　不同职业人群 BMI 均值比较（女）

多因素方差分析显示：男性职业、年龄均对 BMI 有显著影响（$F =$ 3.944，23.119，$P = .001$，.000），两者之间无交互作用（$F = 1.087$，$P = .324$）。机关工作人员、专业技术人员均与生产操作人员有非常显著差异（$P < 0.01$）；办事人员与商业服务人员、生产操作人员、自由职业人员有非常显著差异（$P < 0.01$）；农林牧渔水利人员与生产操作人员有非常显著差异（$P < 0.01$），与自由职业人员有显著差异（$P < 0.05$）。女性职业、年龄均对 BMI 有显著影响（$F = 8.262$，119.733，$P = .000$），两者之间无交互作用（$F = 1.222$，$P = .154$）。机关工作人员、专业技术人员、办事人员均与农林牧渔水利人员、生产操作人员、自由职业人员有非常显著差异（$P < 0.01$）；机关工作人员、办事人员与商业服务人员有显著差异（$P < 0.05$）；专业技术人员与商业服务人员有非常显著差异（$P < 0.01$）；商业服务人员与农林牧渔水利人员有非常显著差异（$P < 0.01$），与生产操作人员有显著差异（$P < 0.05$）；农林牧渔水利人员与自由职业人员有显著差异（$P < 0.05$）。

2.1.2　不同职业人群腰围与腰臀比的差异

不同性别、不同职业人群腰围与腰臀比的差异见图 3-5 ～ 图 3-8。

由图 3-5、图 3-6 可知，男性、女性各职业人群的腰围均值均存在随年龄增加而增加的趋势，男性在 40 岁前增加明显，以后变化相对较小，女性则持续增加。男性机关工作人员与农林牧渔水利人员 35 ～ 55 岁之间均值较大，商业服务人员均值较小，而女性 35 岁后农林牧渔水利人员均值较大，特征明显。

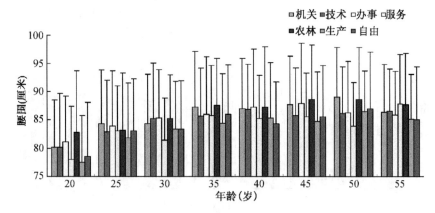

图 3-5　不同职业人群腰围均值比较（男）

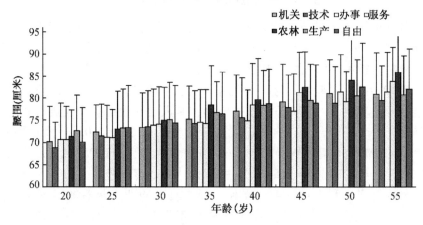

图 3-6　不同职业人群腰围均值比较（女）

多因素方差分析显示：男性职业、年龄均对腰围有显著影响（$F =$ 10.102，42.379，$P = .000$），两者之间无交互作用（$F = .845$，$P = .750$）。机关工作人员与专业技术人员、农林牧渔水利人员有显著差异（$P < 0.05$），与商业服务人员、生产操作人员、自由职业人员有非常显著差异（$P < 0.01$）；技术人员与商业服务人员、农林牧渔水利人员、生产操作人员、自由职业人员有非常显著差异（$P < 0.01$）；办事人员与商业服务人员、农林牧渔水利人员、生产操作人员、自由职业人员有非常显著差异（$P < 0.01$）；农林牧渔水利人员与生产操作人员、自由职业人员间有非常显著差异（$P < 0.01$）。女性职业、年龄均对腰围有显著影响（$F = 14.918$，152.537，$P = .000$），且两者之间存在交互作用（$F = 1.450$，$P = .030$）。机关工作人员与专业技术人员有显著差异（$P < 0.05$）；机关工作人员、专业技术人员、办事人员、商业服务人员、生产操作人员、自由职业人员均与农林牧渔水

利人员有非常显著差异（$P < 0.01$）；机关工作人员、专业技术人员、办事人员、商业服务人员均与生产操作人员、自由职业人员有非常显著差异（$P < 0.01$）。

图3-7、图3-8显示，男性35岁前各职业人群腰臀比均值维持在0.8～0.9之间，35岁以上则普遍超过0.9，农林牧渔水利人员明显高于其他各职业人群。女性35岁前在正常范围内，农林牧渔水利人员与生产操作人员、自由职业人员相对较高，35岁后各职业人群均值基本超过正常水平，尤其是农林牧渔水利人员。

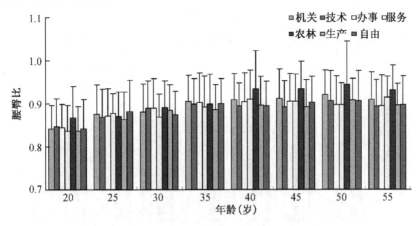

图3-7　不同职业人群腰臀比均值比较（男）

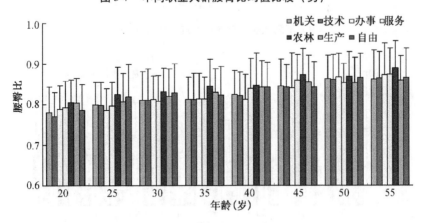

图3-8　不同职业人群腰臀比均值比较（女）

多因素方差分析显示：男性职业、年龄均对腰臀比有显著影响（$F = 11.950, 72.394$，$P = .000$），两者之间有交互作用（$F = 1.510$，$P = .018$）。机关工作人员与专业技术人员、商业服务人员有显著差异（$P < 0.05$），与农林牧渔水利人员、生产操作人员、自由职业人员有非常显著差异（$P <$

0.01）；技术人员、办事人员与商业服务人员均与农林牧渔水利人员有非常显著差异（$P<0.01$）；农林牧渔水利人员与生产操作人员、自由职业人员也有非常显著差异（$P<0.01$）。女性职业、年龄均对腰臀比有显著影响（$F=12.631$，110.847，$P=.000$），两者之间无交互作用（$F=1.282$，$P=.105$）。机关工作人员、专业技术人员、办事员、商业服务人员均与农林牧渔水利人员、生产操作人员、自由职业人员有非常显著差异（$P<0.01$）；农林牧渔水利人员与生产操作人员、自由职业人员也有非常显著差异（$P<0.01$）。

2.1.3 不同职业人群皮褶厚度和的差异

不同性别、不同职业人群皮褶厚度和的差异见图3-9、图3-10。

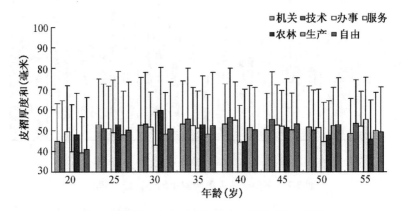

图3-9　不同职业人群皮褶厚度和均值比较（男）

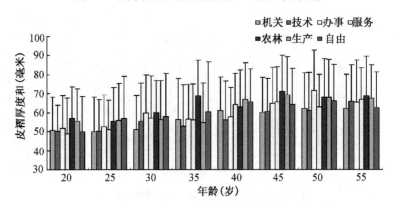

图3-10　不同职业人群皮褶厚度和均值比较（女）

图3-9、图3-10结果表明，男性30岁年龄组皮褶厚度和各职业差异最为明显，农林牧渔水利人员最大，商业服务人员最小，其次是20岁年龄组，职业间的差异也较明显。女性35岁年龄组差异最为显著，其中农林牧渔水

利人员最高，专业技术人员最低，各职业人群总体表现出随年龄增加而增加的趋势。

多因素方差分析显示：男性职业、年龄均对皮褶厚度和有显著影响（$F = 5.003$，9.530，$P = .000$），两者之间有交互作用（$F = 1.694$，$P = .003$）。机关工作人员与商业服务人员有显著差异（$P < 0.05$），与生产操作人员间有非常显著差异（$P < 0.01$）；专业技术人员与商业服务人员、农林牧渔水利人员、生产操作人员、自由职业人员有非常显著差异（$P < 0.01$）；办事人员与商业服务人员、生产操作人员有非常显著差异（$P < 0.01$），与农林牧渔水利人员、自由职业人员有显著差异（$P < 0.05$）。女性职业、年龄均对皮褶厚度和有显著影响（$F = 14.076$，50.446，$P = .000$），两者之间有交互作用（$F = 1.858$，$P = .001$）。机关工作人员、专业技术人员与办事人员、自由职业人员均有非常显著差异（$P < 0.01$）；机关工作人员、专业技术人员、办事人员、商业服务人员均与农林牧渔水利人员、生产操作人员有非常显著差异（$P < 0.01$）；商业服务人员、自由职业人员有显著差异（$P < 0.05$）；农林牧渔水利人员与生产操作人员、自由职业人员有非常显著差异（$P < 0.01$）。

2.1.4　不同职业人群安静时心率的差异

不同性别、不同职业人群安静时心率的差异见图 3-11、图 3-12。

图 3-11、图 3-12 的结果显示，无论男女，各职业人群不同年龄段的安静时心率均值基本在 75~80 次/分之间。男性 20 岁组专业技术人员、办事人员和农林牧渔水利人员较高，30 岁组则是农林牧渔水利人员和自由职业人员较高。女性 20 岁组农林牧渔水利人员明显高于其他各组，女性各职业人群有随年龄增加而下降的趋势。

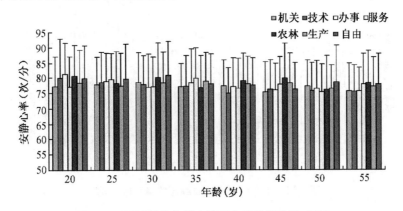

图 3-11　不同职业人群安静时心率均值比较（男）

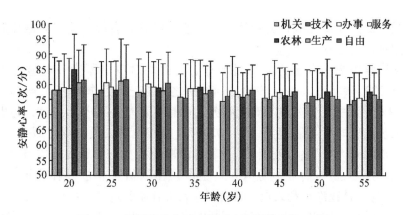

图 3-12 不同职业人群安静时心率均值比较 (女)

多因素方差分析显示：男性职业、年龄均对安静心率有显著影响（F = 3.336，5.725，P = .003，.000），两者之间无交互作用（F = 1.314，P = .084）。机关工作人员与专业技术人员均与农林牧渔水利、自由职业人员有非常显著差异（$P < 0.01$）；办事人员与自由职业人员有显著差异（$P < 0.05$）。女性职业、年龄均对安静心率有显著影响（F = 9.363，19.924，P = .000），两者之间无交互作用（F = 1.203，P = .173）。机关工作人员、专业技术人员与办事人员、商业服务人员、农林牧渔水利、自由职业人员均有非常显著差异（$P < 0.01$）；机关工作人员与生产操作人员有非常显著差异（$P < 0.01$）；专业技术人员与生产操作人员有显著差异（$P < 0.05$）。

2.1.5 不同职业人群血压的差异

不同性别、不同职业人群血压的差异见图 3-13 ~ 图 3-16。

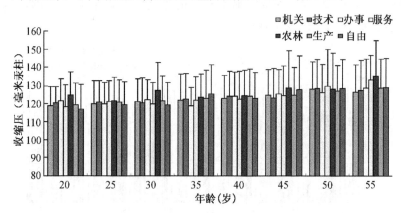

图 3-13 不同职业人群收缩压均值比较 (男)

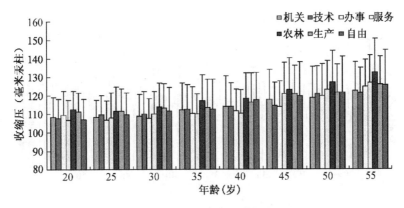

图 3-14 不同职业人群收缩压均值比较（女）

由图 3-13、图 3-14 可见，各职业人群男女收缩压均有随年龄增加而逐渐增加的趋势，均值位于正常血压范畴，农林牧渔水利人员各年龄段均表现出较高值。

多因素方差分析显示：男性职业、年龄均对收缩压有显著影响（F = 4.753 2, 35.206, P = .000），两者之间无交互作用（F = 1.228, P = .149）。机关工作人员、专业技术人员、办事人员、商业服务人员、生产操作人员、自由职业人员均与农林牧渔水利人员有非常显著差异（$P < 0.01$）。女性职业、年龄均对收缩压有显著影响（F = 17.289, 106.647, P = .000），两者之间无交互作用（F = 1.196, P = .180）。机关工作人员、专业技术人员与办事人员均有显著差异（$P < 0.05$）；机关工作人员、专业技术人员、办事人员、商业服务人员、生产操作人员、自由职业人员均与农林牧渔水利人员有非常显著差异（$P < 0.01$）；机关工作人员、专业技术人员、办事人员、商业服务人员均与生产操作人员、自由职业人员有非常显著差异（$P < 0.01$）。

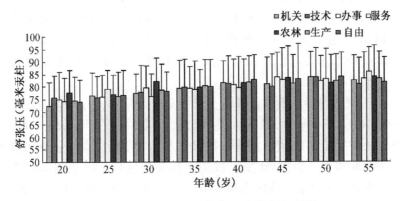

图 3-15 不同职业人群舒张压均值比较（男）

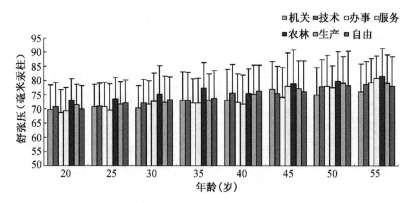

图 3-16　不同职业人群舒张压均值比较（女）

由图 3-15、图 3-16 可见，各职业人群男女舒张压均有随年龄增加而逐渐增加的趋势，均值均处于正常血压范畴。男性 35 岁前农林牧渔水利人员均值较高，25 岁组和 55 岁组商业服务人员均值最高。女性 40 岁前农林牧渔水利人员均值较高。

多因素方差分析显示：男性职业对舒张压影响不显著（$F = 1.853$，$P = .085$），年龄对舒张压有显著影响（$F = 50.450$，$P = .000$），两者之间无交互作用（$F = 1.227$，$P = .150$）。机关工作人员、专业技术人员、办事人员、商业服务人员、生产操作人员、自由职业人员均与农林牧渔水利人员有非常显著差异（$P < 0.01$）；办事人员与农林牧渔水利人员有显著差异（$P < 0.05$）。女性职业、年龄均对舒张压有显著影响（$F = 11.526$，63.707，$P = .000$），两者之间无交互作用（$F = 1.152$，$P = .232$）。机关工作人员与专业技术人员有显著差异（$P < 0.05$）；技术人员与办事人员有非常显著差异（$P < 0.01$）；机关工作人员、专业技术人员、办事人员、商业服务人员、生产操作人员、自由职业人员均与农林牧渔水利人员有非常显著差异（$P < 0.01$）；机关工作人员与生产操作人员、自由职业人员均有非常显著差异（$P < 0.01$）；专业技术人员与生产操作人员有显著差异（$P < 0.05$）；办事人员、商业服务人员与生产操作人员、自由职业人员均有非常显著差异（$P < 0.01$）。

2.1.6　不同职业人群肺活量与台阶指数的差异

不同性别、不同职业人群肺活量与台阶指数的差异见图 3-17 ～ 图 3-20。

从图 3-17、图 3-18 可以发现，各职业人群肺活量男女均呈现出随年龄增加而下降的趋势。男性 20 岁组机关工作人员最高，25 岁组办事人员最高，商业服务人员和农林牧渔水利人员 35 岁后的下降速度较快。女性 35 岁前农林牧渔水利人员较高，但在 35 岁后跌至最低。

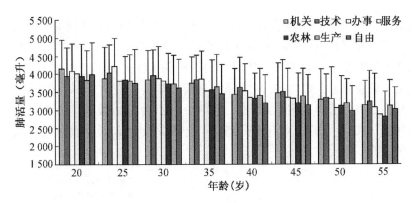

图 3-17　不同职业人群肺活量均值比较（男）

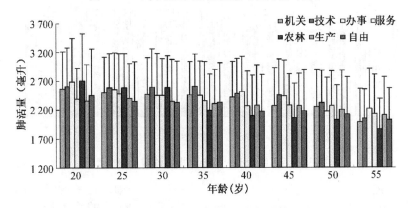

图 3-18　不同职业人群肺活量均值比较（女）

多因素方差分析显示：男性职业、年龄均对肺活量有显著影响（$F=15.849$，112.242，$P=.000$），两者之间无交互作用（$F=1.123$，$P=.271$）。机关工作人员与专业技术人员、农林牧渔水利人员、生产操作人员、自由职业人员有非常显著差异（$P<0.01$），与商业服务人员有显著差异（$P<0.05$）；专业技术人员与办事人员有显著差异（$P<0.05$），与商业服务人员、农林牧渔水利人员、生产操作人员、自由职业人员有非常显著差异（$P<0.01$）；办事人员与商业服务人员有显著差异（$P<0.05$），与农林牧渔水利人员、自由职业人员有非常显著差异（$P<0.01$）；商业服务人员、生产操作人员与农林牧渔水利人员有非常显著差异（$P<0.01$）；农林牧渔水利人员与自由职业人员有显著差异（$P<0.05$）。女性职业、年龄均对肺活量有显著影响（$F=13.300$，37.346，$P=.000$），两者之间有交互作用（$F=1.780$，$P=.001$）。机关工作人员与专业技术人员有非常显著差异（$P<0.01$），与办事人员有显著差异（$P<0.05$）；专业技术人员、办事人员与商业服务人员有非常显著差异（$P<0.01$）；机关工作人员、专业技

术人员、办事人员、商业服务人员、生产操作人员均与农林牧渔水利人员有非常显著差异（$P < 0.01$）；机关工作人员、专业技术人员、办事人员均与生产操作人员有非常显著差异（$P < 0.01$）；机关工作人员、专业技术人员、办事人员、商业服务人员均与自由职业人员有非常显著差异（$P < 0.01$）。

从图3-19、图3-20可以发现，各职业人群台阶指数各年龄段之间均值基本相当，40岁后男女均有上升趋势，特别是女性人群中农林牧渔水利人员均值较高。

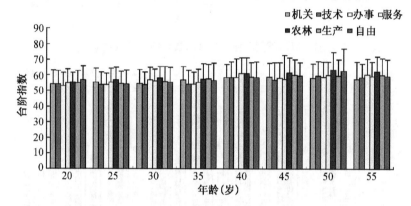

图3-19　不同职业人群台阶指数均值比较（男）

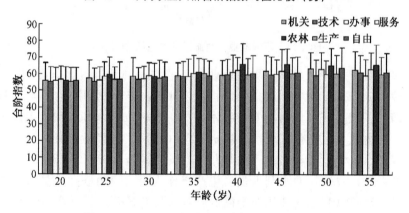

图3-20　不同职业人群台阶指数均值比较（女）

多因素方差分析显示：男性职业、年龄均对台阶指数有显著影响（$F = 9.123，34.283，P = .000$），两者之间无交互作用（$F = 1.167，P = .213$）。机关工作人员、专业技术人员、办事人员、商业服务人员、生产操作人员与农林牧渔水利人员均有非常显著差异（$P < 0.01$）；机关工作人员、专业技术人员与生产操作人员有非常显著差异（$P < 0.01$）；办事人员与生产操作人员有显著差异（$P < 0.05$）；机关工作人员与自由职业人员有非常显著

差异（$P<0.01$）；专业技术人员与自由职业人员有显著差异（$P<0.05$）。女性职业、年龄均对肺活量有显著影响（$F=12.800$，38.754，$P=.000$），两者之间无交互作用（$F=1.224$，$P=.152$）。机关工作人员与专业技术人员、农林牧渔水利人员有非常显著差异（$P<0.01$）；专业技术人员与商业服务人员、农林牧渔水利人员、自由职业人员均有非常显著差异（$P<0.01$），与生产操作人员有显著差异（$P<0.05$）；办事人员与商业服务人员有显著差异（$P<0.05$），与农林牧渔水利人员有非常显著差异（$P<0.01$）；商业服务人员与生产操作人员均与农林牧渔水利人员有非常显著差异（$P<0.01$）；农林牧渔水利人员与自由职业人员有非常显著差异（$P<0.01$）。

2.1.7　不同职业人群握力的差异

不同性别、不同职业人群握力的差异见图 3-21、图 3-22。

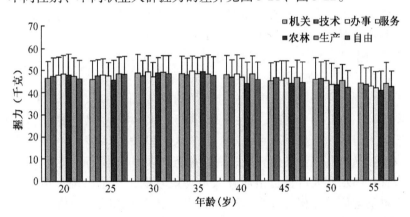

图 3-21　不同职业人群握力均值比较（男）

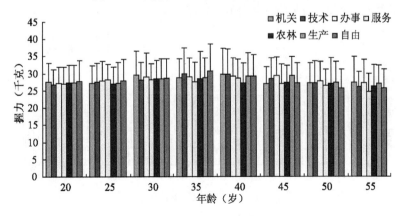

图 3-22　不同职业人群握力均值比较（女）

图 3-21、图 3-22 的结果显示，男性握力各职业人群有随年龄增加而下降的趋势，女性则在 40 岁呈现下降趋势。男女各职业人群各年龄段的握力均值不呈现明显的规律。

多因素方差分析显示：男性职业、年龄均对握力有显著影响（$F = 4.705，39.062，P = .000$），两者之间无交互作用（$F = 1.334，P = .074$）。机关工作人员、专业技术人员、办事人员、商业服务人员、生产操作人员与农林牧渔水利人员有非常显著差异（$P < 0.01$）；机关工作人员与自由职业人员有显著差异（$P < 0.05$）；专业技术人员、办事人员与自由职业人员有非常显著差异（$P < 0.01$）；农林牧渔水利人员与自由职业人员有显著差异（$P < 0.05$）；生产操作人员与自由职业人员有非常显著差异（$P < 0.01$）。女性职业、年龄均对握力有显著影响（$F = 2.742，16.442，P = .012，.000$），两者有交互作用（$F = 1.401，P = .045$）。机关工作人员、专业技术人员、办事人员与农林牧渔水利人员有非常显著差异（$P < 0.01$）；专业技术人员、办事人员与商业服务人员有显著差异（$P < 0.05$）；商业服务人员、农林牧渔水利人员与生产操作人员有非常显著差异（$P < 0.01$）。

2.1.8　不同职业人群坐位体前屈的差异

不同性别、不同职业人群坐位体前屈的差异见图 3-23、图 3-24。

图 3-23、图 3-24 的结果显示，男性除 35 岁、40 岁年龄段外，其他年龄段各职业人群的差异显著，且组内差异较大。20 岁、25 岁、30 岁 3 个年龄段，农林牧渔水利人员均值较低，商业服务人员均值较高。45 岁以上年龄段，农林牧渔水利人员、自由职业人员均值较低，甚至出现负值。女性各职业人群的均值差异相对较小，35 岁办事人员表现出较高均值。40 岁组自由职业人员均值较高，45 岁组办事人员、商业服务人员均值较高，50 岁组商业服务人员均值最高，办事人员均值最低。

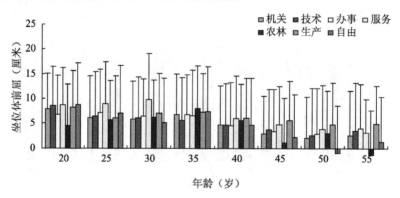

图 3-23　不同职业人群坐位体前屈均值比较（男）

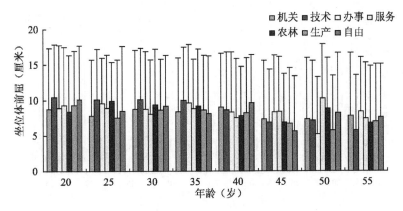

图3-24　不同职业人群坐位体前屈均值比较（女）

多因素方差分析显示：男性职业、年龄均对坐位体前屈有显著影响（$F = 6.655，35.555，P = .000$），两者之间有交互作用（$F = 1.784，P = .001$）。机关工作人员、专业技术人员、办事人员、商业服务人员、生产操作人员、自由职业人员与农林牧渔水利人员有非常显著差异（$P < 0.01$）；机关工作人员、专业技术人员、办事人员、自由职业人员均与商业服务人员、生产操作人员有非常显著差异（$P < 0.01$）。女性职业、年龄均对坐位体前屈有显著影响（$F = 1.398，7.633，P = .211，.000$），两者之间无交互作用（$F = 1.257，P = .124$），仅专业技术人员与生产操作人员有非常显著差异（$P < 0.01$），办事人员与生产操作人员有显著差异（$P < 0.05$）。

2.1.9　不同职业人群闭眼单足站立时间的差异

不同性别、不同职业人群闭眼单足站立时间的差异见图3-25、图3-26。

图3-25、图3-26结果显示，不同职业人群的闭眼单足站立时间的组内差异均较大，男女总体呈现随年龄增加而下降的趋势。男性机关工作人员

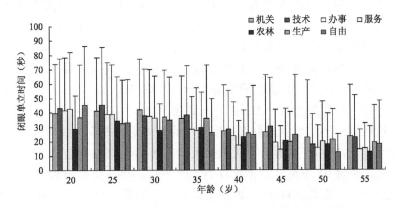

图3-25　不同职业人群闭眼单足站立时间均值比较（男）

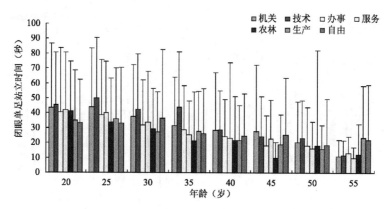

图 3-26　不同职业人群闭眼单足站立时间均值比较（女）

和专业技术人员在各年龄组均值都较高，办事人员、商业服务人员在 35 岁后下降明显。女性机关工作人员和专业技术人员同样在 55 岁前均值较高，但 55 岁组处于较低水平，办事人员和农林牧渔水利人员在 45 岁后均值较低。

多因素方差分析显示：男性职业、年龄均对闭眼单足站立有显著影响（$F = 8.382$，50.094，$P = .000$），两者之间无交互作用（$F = 1.161$，$P = .221$）。机关工作人员、专业技术人员、办事人员、商业服务人员、生产操作人员、自由职业人员均与农林牧渔水利人员有非常显著差异（$P < 0.01$）；机关工作人员、专业技术人员均与办事人员、生产操作人员、自由职业人员有非常显著差异（$P < 0.01$）；机关工作人员与商业服务人员有显著差异（$P < 0.05$），专业技术人员均与商业服务人员有非常显著差异（$P < 0.01$）。女性职业、年龄均对闭眼单足站立有显著影响（$F = 7.900$，49.879，$P = .000$），两者之间有交互作用（$F = 1.527$，$P = .016$）。机关工作人员与专业技术人员、办事人员有显著差异（$P < 0.05$）；专业技术人员与办事人员、商业服务人员有非常显著差异（$P < 0.01$）；机关工作人员、专业技术人员、办事人员、商业服务人员、生产操作人员、自由职业人员均与农林牧渔水利人员有非常显著差异（$P < 0.01$）；机关工作人员、专业技术人员均与生产操作人员、自由职业人员有非常显著差异（$P < 0.01$）；商业服务人员与生产操作人员有显著差异（$P < 0.05$）。

2.1.10　不同职业人群选择反应时的差异

不同性别、不同职业人群选择反应时的差异见图 3-27、图 3-28。

图 3-27、图 3-28 显示，不同职业人群的选择反应时有随年龄增加而增加的趋势。男性 35 岁前各组差异较小，35 岁后办事人员和农林牧渔水利人员的均值较高。女性同样 35 岁前各组的差异不明显，35 岁后农林牧渔水利人员的均值明显高于其他组。

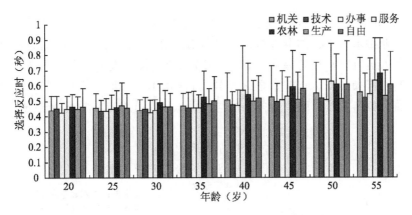

图 3-27 不同职业人群选择反应时均值比较（男）

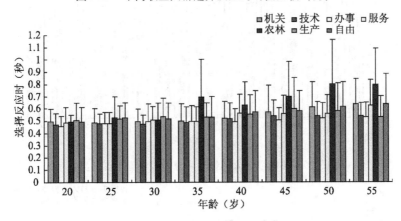

图 3-28 不同职业人群选择反应时均值比较（女）

多因素方差分析显示：男性职业、年龄均对选择反应时有显著影响（$F = 23.422$，74.909，$P = .000$），两者之间有交互作用（$F = 2.227$，$P = .000$）。机关工作人员、专业技术人员、办事人员、商业服务人员、生产操作人员、自由职业人员均与农林牧渔水利人员有非常显著差异（$P < 0.01$）；机关工作人员与专业技术人员间有非常显著差异（$P < 0.01$），与办事人员间有显著差异（$P < 0.05$）；机关工作人员、专业技术人员、办事人员、生产操作人员与自由职业人员有非常显著差异（$P < 0.01$）；机关工作人员与商业服务人员有显著差异（$P < 0.05$）；专业技术人员、办事人员均与商业服务人员、生产操作人员有非常显著差异（$P < 0.01$）；生产操作人员与自由职业人员有非常显著差异（$P < 0.01$）。女性职业、年龄均对选择反应时有显著影响（$F = 54.242$，51.257，$P = .000$），两者之间有交互作用（$F = 4.945$，$P = .000$）。机关工作人员与专业技术人员、办事人员有非常显著差异（$P < 0.01$）；专业技术人员与商业服务人员有显著差异（$P < $

0.05）；办事人员与商业服务人员有非常显著差异（$P < 0.01$）；机关工作人员、专业技术人员、办事人员、生产操作人员、自由职业人员均与农林牧渔水利人员有非常显著差异（$P < 0.01$）；专业技术人员、办事人员、商业人员与生产操作人员有非常显著差异（$P < 0.01$）；机关工作人员、专业技术人员、办事人员、商业服务人员与自由职业人员均有非常显著差异（$P < 0.01$）。

2.1.11 不同职业人群体质评分等级的差异

不同性别、不同职业人群体质评分等级的差异见图3-29、图3-30。

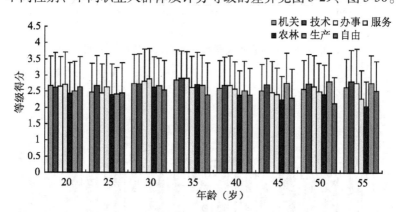

图 3-29 不同职业人群体质评分等级均值比较（男）

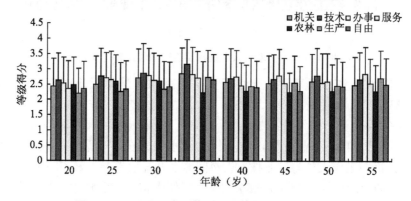

图 3-30 不同职业人群体质评分等级均值比较（女）

由图3-29、图3-30可见，不同职业人群体质评分等级男女各年龄段差异不明显，男性35岁后农林牧渔水利人员均值较小，女性35岁前商业服务人员均值较小，35岁后农林牧渔水利人员均值较小，各年龄中专业技术人员总体表现了较高的均值。

多因素方差分析显示：男性职业、年龄均对体质评分等级有显著影响（$F = 13.624, 5.871, P = .000$），两者之间有交互作用（$F = 2.020$,

$P = .000$)。机关工作人员、商业服务人员与专业技术人员有非常显著差异($P < 0.01$);机关工作人员、专业技术人员、办事人员、商业服务人员均与农林牧渔水利人员、自由职业人员有非常显著差异($P < 0.01$);生产操作人员与农林牧渔水利人员有显著差异($P < 0.05$);专业技术人员与生产操作人员有显著差异($P < 0.05$);生产操作人员与自由职业人员有非常显著差异($P < 0.01$)。女性职业、年龄均对体质评分等级有显著影响($F = 21.047,6.836,P = .000$),两者之间有交互作用($F = 1.673,P = .004$)。机关工作人员与专业技术人员、办事人员有非常显著差异($P < 0.01$);专业技术人员、办事人员与商业服务人员有非常显著差异($P < 0.01$);机关工作人员、专业技术人员、办事人员、生产操作人员均与农林牧渔水利人员有非常显著差异($P < 0.01$);机关工作人员、专业技术人员、办事人员均与生产操作人员、自由职业人员有非常显著差异($P < 0.01$);商业服务人员与自由职业人员均有非常显著差异($P < 0.01$);生产操作人员与自由职业人员有显著差异($P < 0.05$)。不同职业人群体质评分等级均值整体水平排序为:专业技术人员、办事人员、机关工作人员、商业服务人员、生产操作人员、自由职业人员、农林牧渔水利人员。

2.2 江苏省2010年国民体质监测机关工作人员体质的影响因素

2.2.1 性别对机关工作人员体质的影响

不同性别人群各项体质评分结果的百分比及其卡方检验结果见表3-4。结果显示:机关工作人员的身体形态高评分的比例较高,而平衡能力高评分的比例相对较低;性别对机关工作人员的身体形态、平衡能力的影响差异不具显著性,但性别对机关工作人员的力量、耐力、柔韧素质和反应能力均有显著影响;力量、反应能力高评分比例男性高于女性,而耐力、柔韧性高评分比例男性小于女性。另外,以评分等级考察性别差异,性别对总分等级无显著影响($P = 0.077$)。

表3-4 性别对体质的影响及其差异 [人数频数（百分比）]

监测指标	性别	1分	2分	3分	4分	5分	Chi-Square Tests（P)
身高标准体重评分	男	205（18.9）		194（17.8）		688（63.3）	.244
	女	161（18.1）		136（15.3）		591（66.6）	
台阶评分	男	106（9.7）	270（24.8）	337（31.0）	283（26.0）	91（8.4）	.000
	女	52（5.9）	205（23.1）	264（29.7）	246（27.7）	121（13.6）	
握力评分	男	105（9.7）	247（22.7）	294（27.0）	310（28.5）	131（12.1）	.001
	女	101（11.4）	228（25.7）	275（31.0）	215（24.2）	69（7.8）	

监测指标	性别	1分	2分	3分	4分	5分	Chi-Square Tests（P）
坐位体前屈评分	男	189 (17.4)	335 (30.8)	292 (26.9)	183 (16.8)	88 (8.1)	.005
	女	142 (16.0)	227 (25.6)	232 (26.1)	192 (21.6)	95 (10.7)	
单脚站立时间评分	男	72 (6.6)	241 (22.2)	322 (29.6)	309 (28.4)	143 (13.2)	.297
	女	45 (5.1)	214 (24.1)	246 (27.7)	248 (27.9)	135 (15.2)	
反应时评分	男	57 (5.2)	109 (10.0)	269 (24.7)	426 (39.2)	226 (20.8)	.003
	女	63 (7.1)	123 (13.9)	242 (27.3)	303 (34.1)	157 (17.7)	

2.2.2 年龄对机关工作人员体质的影响

考虑到人体形态、机能的年龄变化特点和为了减少计算分析，本研究将年龄分成 3 个阶段，即青年（35 岁以下）、壮年（35 岁至 49 岁）、中年（50 岁及以上）。不同年龄人群各项体质评分结果的百分比及其卡方检验结果见表 3-5。

表 3-5　年龄对体质的影响及其差异［人数频数（百分比）］

监测指标	年龄	1分	2分	3分	4分	5分	Chi-Square Tests（P）
身高标准体重评分	青年	147 (18.4)		153 (19.1)		499 (62.5)	.158
	壮年	137 (18.2)		118 (15.7)		497 (66.1)	
	中年	82 (19.3)		59 (13.9)		283 (66.7)	
台阶评分	青年	95 (11.9)	227 (28.4)	232 (29.0)	168 (21.0)	77 (9.6)	.000
	壮年	35 (4.7)	181 (24.1)	233 (31.0)	233 (31.0)	70 (9.3)	
	中年	28 (6.5)	67 (15.8)	136 (32.1)	128 (30.2)	65 (15.3)	
握力评分	青年	86 (10.8)	202 (25.3)	247 (30.9)	202 (25.3)	62 (7.8)	.000
	壮年	81 (10.8)	189 (25.1)	222 (29.5)	189 (25.1)	71 (9.4)	
	中年	39 (9.2)	84 (19.8)	100 (23.6)	134 (31.6)	67 (15.8)	
坐位体前屈评分	青年	167 (20.9)	245 (30.7)	192 (24.0)	136 (17.0)	59 (7.4)	.000
	壮年	95 (12.6)	203 (27.0)	214 (28.5)	153 (20.3)	87 (11.6)	
	中年	69 (16.3)	114 (26.9)	118 (27.8)	86 (20.3)	37 (8.7)	
单脚站立时间评分	青年	46 (5.8)	173 (21.7)	222 (27.8)	251 (31.4)	107 (13.4)	.006
	壮年	38 (5.1)	168 (22.3)	218 (29.0)	221 (29.4)	107 (14.2)	
	中年	33 (7.8)	114 (26.9)	128 (30.2)	85 (20.0)	64 (15.1)	
反应时评分	青年	37 (4.6)	107 (13.4)	223 (27.9)	295 (36.9)	137 (17.1)	.012
	壮年	48 (6.4)	79 (10.5)	178 (23.7)	275 (36.6)	172 (22.9)	
	中年	35 (8.3)	46 (10.8)	110 (25.9)	159 (37.5)	74 (17.5)	

表 3-5 显示：年龄对机关工作人员的身体形态评分的影响差异不具显著性，各年龄段身体形态高评分的比例较高。年龄对机关工作人员的力量、耐力、柔韧素质、平衡能力和反应能力均有显著影响，力量高评分中年人群高于其他两组，其他两组的高评分比例较低，青年人群耐力高评分比例较低，柔韧性各年龄人群高评分比例均较低，中年人群平衡能力高评分比例较低，反应能力高评分比例各年龄段整体较高。另外，以评分等级考察年龄段差异，年龄段对总分等级无显著影响（$P = 0.194$）。

2.2.3　文化程度对机关工作人员体质的影响

为了减少计算，将国民体质监测中的学历分成 3 类人群，即小学人群（小学及以下文化程度）、中学人群（初中、高中/中专文化程度）、大学人群（大学及以上文化程度）。不同文化程度人群各项体质评分结果的百分比及其卡方检验结果见表 3-6。

表 3-6　文化程度对体质的影响及其差异 [人数频数（百分比）]

监测指标	文化程度	1 分	2 分	3 分	4 分	5 分	Chi-Square Tests（P）
身高标准体重评分	小学	6 (21.4)		5 (17.9)		17 (60.7)	
	中学	138 (19.3)		121 (16.9)		457 (63.8)	.939
	大学	222 (18.0)		204 (16.6)		805 (65.4)	
台阶评分	小学	1 (3.6)	5 (17.9)	9 (32.1)	10 (35.7)	3 (10.7)	
	中学	59 (8.1)	133 (18.6)	229 (32.0)	206 (28.8)	89 (12.4)	.007
	大学	98 (8.0)	337 (27.4)	363 (29.5)	313 (25.4)	120 (9.7)	
握力评分	小学	4 (14.3)	9 (32.1)	9 (32.1)	4 (14.3)	2 (7.1)	
	中学	78 (10.9)	167 (23.3)	200 (27.9)	183 (25.6)	88 (12.3)	.299
	大学	124 (10.1)	299 (24.3)	360 (29.2)	338 (27.5)	110 (8.9)	
坐位体前屈评分	小学	4 (14.3)	9 (32.1)	6 (21.4)	7 (25.0)	2 (7.1)	
	中学	113 (15.8)	192 (26.8)	223 (31.1)	133 (18.6)	55 (7.7)	.060
	大学	214 (17.4)	361 (29.3)	295 (24.0)	235 (19.1)	126 (10.2)	
单脚站立时间评分	小学	4 (14.3)	6 (21.4)	6 (21.4)	10 (35.7)	2 (7.1)	
	中学	50 (7.0)	196 (27.4)	209 (29.2)	177 (24.7)	84 (11.7)	.001
	大学	63 (5.1)	253 (20.6)	353 (28.7)	370 (30.1)	192 (15.6)	
反应时评分	小学	11 (39.3)	3 (10.7)	5 (17.9)	7 (25.0)	2 (7.1)	
	中学	67 (9.4)	114 (15.9)	204 (28.5)	228 (31.8)	104 (14.4)	.000
	大学	42 (3.4)	115 (9.3)	302 (24.5)	494 (40.1)	278 (22.6)	

表 3-6 显示：文化程度对机关工作人员的身体形态评分、力量评分、柔

韧性评分的影响差异不具显著性，各人群的身体形态高评分比例较高，力量和柔韧性的高评分比例较低。文化程度对机关工作人员的耐力、平衡能力和反应能力均有显著影响，大学人群耐力高评分比例较低，中学人群平衡能力高评分比例较低，小学人群反应能力高评分比例显著低于大学人群，小学人群高评分比例较低，大学人群则较高。另外，以评分等级考察文化程度的差异，文化程度对总分等级则有非常显著影响（$P = 0.000$）。大学人群的优良百分比要显著高于中学和小学人群（分别是：54.8 对 39.5、21.4），不合格百分比显著低于中学、小学人群（分别是：6.3 对 11.5、25.0）。

2.2.4 其他因素对机关工作人员体质的影响

其他因素对机关工作人员体质影响的分类卡方检验结果见表3-7。

表3-7 其他因素变量对体质评分分类差异比较的卡方检验结果（P值）

监测指标	身高标准体重评分	台阶评分	握力评分	坐位体前屈评分	单脚站立时间评分	反应时评分	等级评分
工作场所	.809	.008	.353	.000	.121	.000	.181
运动会否	.050	.097	.811	.579	.440	.830	.249
单位体育设施	.313	.066	.790	.582	.515	.030	.123
上班距离	.240	.245	.134	.503	.180	.031	.235
家周围体育设施	.333	.328	.997	.893	.124	.052	.034
在外就餐	.028	.037	.102	.199	.133	.000	.000
睡眠时间	.072	.003	.878	.136	.156	.397	.387
熬夜情况	.883	.004	.791	.872	.287	.026	.453
压力感	.689	.019	.159	.421	.164	.299	.612
自我体质感觉	.829	.022	.601	.067	.604	.533	.446
有无慢性病	.005	.855	.201	.672	.886	.034	.891
交通方式	.420	.448	.142	.686	.096	.696	.607
上班静坐状况	.316	.072	.086	.234	.140	.000	.000
平时散步情况	.352	.050	.103	.137	.029	.001	.381
做家务情况	.247	.000	.403	.062	.666	.302	.332
运动锻炼数量	.516	.028	.011	.004	.010	.000	.000
休闲活动情况	.006	.404	.981	.279	.423	.721	.053

由表3-7可见，在影响机关工作人员体质的诸多环境和生活习惯因素中，坐班工作、在外就餐、运动锻炼数量影响较大（3个显著性差异及以上），其中运动锻炼的数量除了对身体形态影响较小外，对其他体质指标均

有影响。其次是熬夜情况、有无慢性疾病和平时散步情况（2个显著性差异），单位是否组织运动会和主要的交通方式没有显著影响。这些因素影响较大的体质是耐力素质、反应能力（均达到9个显著性差异），而对力量素质、柔韧素质和平衡能力的影响较小（2个显著性差异及以下）。对机关工作人员体质评分等级产生影响的因素有：家庭周围有无体育设施、在外就餐的频度、上班静坐的时间以及运动锻炼的数量。

2.3 江苏省2010年国民体质监测专业技术人员体质的影响因素

2.3.1 性别对专业技术人员体质的影响

不同性别人群各项体质评分结果的百分比及其卡方检验结果见表3-8。

表3-8　性别对体质的影响及其差异［人数频数（百分比）］

监测指标	性别	1分	2分	3分	4分	5分	Chi-Square Tests（P）
身高标准体重评分	男	213（19.0）		174（15.5）		734（65.5）	.048
	女	123（14.7）		136（16.3）		575（68.9）	
台阶评分	男	114（10.2）	311（27.7）	345（30.8）	265（23.6）	86（7.7）	.009
	女	53（6.4）	205（24.6）	285（34.2）	217（26.0）	74（8.9）	
握力评分	男	90（8.0）	240（21.4）	373（33.3）	298（26.6）	120（10.7）	.001
	女	84（10.1）	236（28.3）	255（30.6）	182（21.8）	77（9.2）	
坐位体前屈评分	男	202（18.0）	324（28.9）	277（24.7）	207（18.5）	111（9.9）	.043
	女	110（13.2）	239（28.7）	214（25.7）	177（21.2）	94（11.3）	
单脚站立时间评分	男	63（5.6）	196（17.5）	347（31.0）	356（31.8）	159（14.2）	.005
	女	28（3.4）	130（15.6）	230（27.6）	295（35.4）	151（18.1）	
反应时评分	男	46（4.1）	127（11.3）	265（23.6）	378（33.7）	305（27.2）	.321
	女	25（3.0）	100（12.0）	201（24.1）	306（36.7）	202（24.2）	

表3-8显示：性别对专业技术人员的身体形态、耐力素质、力量素质、柔韧性和平衡能力的影响差异均非常显著，但反应能力无性别差异。专业技术人员的身体形态高评分的比例较高，且女性高于男性；耐力素质、力量素质和柔韧素质的高评分比例均较低，不足40%，且耐力、力量素质水平高评分男性高于女性，而柔韧素质则女性高于男性；平衡能力的高评分比例较高，且女性明显高于男性。另外，以评分等级考察性别差异，性别对总分等级无显著影响（$P = 0.390$）。

2.3.2 年龄对专业技术人员体质的影响

不同年龄人群各项体质评分结果的百分比及其卡方检验结果见表3-9。

表 3-9 显示：年龄对专业技术人员身体形态评分的影响差异不具显著性，各年龄段身体形态高评分的比例较高。年龄对专业技术人员的力量、耐力、柔韧素质和反应能力均有显著影响，耐力素质青年组高评分较低（26.9%），力量素质中年组高评分较高（43.4%），柔韧素质高评分各组均较低，不足 35%，反应能力高评分较高，超过 55%。平衡能力各年龄组得分比例无显著差异，且高评分比例较高，超过 45%。另外，以评分等级考察年龄段差异，年龄段对总分等级有显著影响（P=0.030），青年组的不合格率高于壮年和中年组，优良率壮年组最高。

表3-9　年龄对体质的影响及其差异［人数频数（百分比）］

监测指标	文化程度	1 分	2 分	3 分	4 分	5 分	Chi-Square Tests（P）
身高标准体重评分	青年	146 (18.6)		134 (17.1)		503 (64.2)	.188
	壮年	127 (16.1)		126 (16.0)		534 (67.9)	
	中年	63 (16.4)		50 (13.0)		272 (70.6)	
台阶评分	青年	84 (10.7)	253 (32.3)	235 (30.0)	171 (21.8)	40 (5.1)	.000
	壮年	71 (9.0)	179 (22.7)	253 (32.1)	213 (27.1)	71 (9.0)	
	中年	12 (3.1)	84 (21.8)	142 (36.9)	98 (25.5)	49 (12.7)	
握力评分	青年	75 (9.6)	213 (27.2)	255 (32.6)	172 (22.0)	68 (8.7)	.003
	壮年	63 (8.0)	193 (24.5)	261 (33.2)	191 (24.3)	79 (10.0)	
	中年	36 (9.4)	70 (18.2)	112 (29.1)	117 (30.4)	50 (13.0)	
坐位体前屈评分	青年	134 (17.1)	237 (30.3)	192 (24.5)	144 (18.4)	76 (9.7)	.048
	壮年	104 (13.2)	230 (29.2)	212 (26.9)	162 (20.6)	79 (10.0)	
	中年	74 (19.2)	96 (24.9)	87 (22.6)	78 (20.3)	50 (13.0)	
坐位体前屈评分	青年	38 (4.9)	131 (16.7)	234 (29.9)	259 (33.1)	121 (15.5)	.137
	壮年	27 (3.4)	134 (17.0)	220 (28.0)	266 (33.8)	140 (17.8)	
	中年	26 (6.8)	61 (15.8)	123 (31.9)	126 (32.7)	49 (12.7)	
反应时评分	青年	24 (3.1)	110 (14.0)	203 (25.9)	261 (33.3)	185 (23.6)	.004
	壮年	29 (3.7)	73 (9.3)	192 (24.4)	270 (34.3)	223 (28.3)	
	中年	18 (4.7)	44 (11.4)	71 (18.4)	153 (39.7)	99 (25.7)	

2.3.3　文化程度对专业技术人员体质的影响

不同文化程度人群各项体质评分结果的百分比及其卡方检验结果见表 3-10。

表 3-10 显示：文化程度对专业技术人员的身体形态评分、耐力素质与柔韧性评分的影响差异不具显著性，各人群的身体形态高评分比例较高，

耐力和柔韧性的高评分比例较低，除小学文化的耐力高评分外，其他均不足40%。文化程度对专业技术人员的力量素质、平衡能力和反应能力均有显著影响，力量素质大学和小学人群高评分比例均较低，平衡能力大学人群高评分比例较高，超过50%，反应能力高评分比例小学人群显著低于中学、大学人群。另外，以评分等级考察文化程度的差异，文化程度对总分等级则有非常显著影响（$P = 0.000$）。大学人群的优良百分比要显著高于中学和小学人群（分别是：59.8 对 48.7、33.3），不合格百分比显著低于中学、小学人群（分别是：4.9 对 9.5、23.8）。

表3-10 文化程度对体质的影响及其差异［人数频数（百分比）］

监测指标	文化程度	1分	2分	3分	4分	5分	Chi-Square Tests（P）
身高标准体重评分	小学	3 (14.3)		4 (19.0)		14 (66.7)	
	中学	99 (18.4)		76 (14.1)		363 (67.5)	.694
	大学	234 (16.8)		230 (16.5)		932 (66.8)	
台阶评分	小学	2 (9.5)	5 (23.8)	4 (19.0)	6 (28.6)	4 (19.0)	
	中学	36 (6.7)	133 (24.7)	177 (32.9)	142 (26.4)	50 (9.3)	.226
	大学	129 (9.2)	378 (27.1)	449 (32.2)	334 (23.9)	106 (7.6)	
握力评分	小学	6 (28.6)	5 (23.8)	5 (23.8)	3 (14.3)	2 (9.5)	
	中学	55 (10.2)	109 (20.3)	150 (27.9)	138 (25.7)	86 (16.0)	.000
	大学	113 (8.1)	362 (25.9)	473 (33.9)	339 (24.3)	109 (7.8)	
坐位体前屈评分	小学	3 (14.3)	4 (19.0)	7 (33.3)	5 (23.8)	2 (9.5)	
	中学	86 (16.0)	150 (27.9)	146 (27.1)	99 (18.4)	57 (10.6)	.887
	大学	223 (16.0)	409 (29.3)	338 (24.2)	280 (20.1)	146 (10.5)	
单脚站立时间评分	小学	3 (14.3)	3 (14.3)	5 (23.8)	7 (33.3)	3 (14.3)	
	中学	36 (6.7)	110 (20.4)	179 (33.3)	151 (28.1)	62 (11.5)	.000
	大学	52 (3.7)	213 (15.3)	393 (28.2)	493 (35.3)	245 (17.6)	
反应时评分	小学	2 (9.5)	5 (23.8)	7 (33.3)	5 (23.8)	2 (9.5)	
	中学	26 (4.8)	71 (13.2)	150 (27.9)	188 (34.9)	103 (19.1)	.000
	大学	43 (3.1)	151 (10.8)	309 (22.1)	491 (35.2)	402 (28.2)	

2.3.4 其他因素对专业技术人员体质的影响

其他因素对专业技术人员体质影响的分类卡方检验结果见表3-11。

表3-11　其他因素变量对体质评分分类差异比较的卡方检验结果（*P*值）

监测指标	身高标准体重评分	台阶评分	握力评分	坐位体前屈评分	单脚站立时间评分	反应时评分	等级评分
工作场所	.931	.493	.112	.148	.000	.000	.000
运动锻炼	.136	.001	.664	.227	.789	.127	.094
单位体育设施	537	.478	.687	.546	.003	.052	.020
上班距离	.361	.633	.091	.437	.593	.039	.108
家周围体育设施	.246	.267	.771	.174	.011	.108	.182
在外就餐	.022	.001	.000	.003	.543	.049	.334
睡眠时间	.876	.001	.000	.170	.002	.272	.005
熬夜情况	.126	.001	.092	.146	.295	.323	.198
压力感	.486	.000	.904	.068	.261	.711	.584
自我体质感觉	.430	.006	.081	.011	.184	.400	.139
有无慢性病	.190	.031	.463	.538	.111	.018	.767
交通方式	.546	.355	.145	.051	.412	.002	.021
上班静坐状况	.751	.000	.148	.090	.496	.069	.309
平时散步情况	.137	.024	.016	.910	.773	.217	.033
做家务情况	.757	.650	.655	.565	.864	.026	.022
运动锻炼数量	.535	.000	.169	.187	.021	.002	.000
休闲活动情况	.068	.054	.237	.435	.026	.001	.217

　　由表3-11可见，在影响专业技术人员体质的诸多环境和生活习惯因素中，在外就餐、睡眠时间、运动锻炼数量影响较大（3个显著性差异及以上），其中在外就餐情况除了对平衡能力影响较小外，对其他体质指标均有影响。其次是坐班工作与否、自我体质感觉、有无慢性疾病、休闲活动情况（2个显著性差异）。这些因素影响较大的体质是耐力素质（10个显著性差异）、反应能力（8个显著性差异）、平衡能力（6个显著性差异），而对身体形态、柔韧素质的影响较小（2个显著性差异及以下）。对机关工作人员体质评分等级产生影响的因素有：上班静坐状况、单位体育设施、睡眠时间、主要交通方式、平时散步情况、做家务数量和运动锻炼的数量。

3　讨论分析

3.1　不同职业人群的体质差异的比较

　　职业是对从业人员按一定的规则、标准及方法进行划分和归类的结果，具有产业性特征、行业性特征，这种分工还会造成职业具有职位性特征、组群性特征和时空性特征。① 正是由于职业的这些特征，不同职业对人员的性别、文化程度等要求各不相同，同时职业的差异也造成了人群社会地位、经济收入等的差异，在造成我国社会分层体系变化的同时，也导致了不同职业人群消费和生活方式等方面的差异。② 体质，是指人体的质量，它是在遗传性和获得性的基础上表现出来的人体形态结构、生理机能和心理因素的综合的、相对稳定的特征。③ 由此可见，体质的强弱，主要受先天遗传和后天生活方式的影响。三次国民体质监测的结果均表明，城市非体力劳动者、城市体力劳动者与农民在体质上存在较大差异。

　　由于不同职业人群均为成年人，且两性特征已经分化确定，因而本研究在性别分类的基础上采用成年期变化明显的指标对同龄的不同职业人群的体质进行比较。对江苏省 2010 年国民体质监测结果的研究发现，在形态方面，各职业人群整体呈现出男性体重中段年龄较大，而女性随年龄增加而增加的趋势。但细分至各职业人群，男性 35 岁前办事人员的体重要显著高于其他职业人群，而商业服务人员和生产操作人员显著低于其他人群，35～49 岁各职业人群的差异缩小，50 岁以后专业技术人员的体重显著高于其他人群；女性 35 岁前各职业人群差异较小，35～49 岁之间商业服务人员和农林牧渔水利人员的体重增长明显，50～54 岁间商业服务人员有显著下降现象，55 岁以上人群中商业服务人员和农林牧渔水利人员的均值高于其他人群。结合 BMI、腰围和腰臀比、皮褶厚度和等数据看，男性各职业人群 35 岁以上 BMI 普遍开始超过 24，而女性则在 50 岁以上开始增加；男性腰围快速增大同样出现在 35 岁以上各职业人群，机关工作人员、农林牧渔水利人员整体上较为显著，各职业人群女性腰围随年龄增加而增加的现象明显，35 岁后农林牧渔水利人员、商业服务人员整体上增加较为明显；腰臀比不合理较为突出的人群，男女均为农林牧渔水利人员。男性皮褶厚度和较为突出的人群是 30～34 岁人群，农林牧渔水利人员较大，而商业服务人员最小，与体重和腰臀比年龄趋势相同；女性皮褶厚度和 35～39 岁农林牧渔水利人员明显高于其他人群。在生理机能方面，安静心率男性农林牧渔水利人员均值较高，女性则是 20～24 岁年龄段农林牧渔水利人员均值明显高于其他人群；血压各职业人群均值均在正常范围内，收缩压农林牧渔水利人员的均值较高；肺活量男女随年龄增加下降的趋势均较明显，女性 35 岁后

---

① 百度百科：职业 http：//baike. baidu. com/subview/58824/5033091. htm
② 李春玲. 中国社会分层与生活方式的新趋势［J］. 科学社会主义，2004，（1）：12－15.
③ 中国体育科学学会体质研究会. 关于体质研究的基本问题的综述［J］. 体育科学，1983：26.

农林牧渔水利人员下降更为明显，而台阶指数则有随年龄增加缓慢增加的趋势。在身体素质方面，各职业人群男女握力的变化差异相对较小，均值随年龄下降的趋势也不明显；坐位体前屈则表现出在 35 岁后的明显下降趋势，农林牧渔水利人员均值较低且下降幅度较大，女性随年龄增加有下降趋势，50～54 岁年龄段办事人员和生产操作人员均值显著低于其他人群；闭眼单足站立时间均呈现随年龄增加而下降的趋势，男性各年龄组农林牧渔水利人员均值均低于其他人群，女性 50 岁前专业技术人员表现出较高均值；选择反应时男性各职业人群差异较小，女性在 35 岁后农林牧渔水利人员均值显著高于其他人群。从最终的体质评分等级可以发现，男性中农林牧渔水利人员评分较低，女性中专业技术人员评分较高。整体表现为专业技术人员体质水平最好，其次为办事人员、机关工作人员、商业服务人员、生产操作人员，自由职业人员与农林牧渔水利人员最差。这些结果与现有的一些成果和研究结果保持着一致性与部分的差异性。[1]-[6]

本研究通过对国民体质监测结果及各职业人群的多因素方差的分析均表明，不同职业人群间各指标或多或少存在显著差异，国民体质监测中以城市非体力劳动者、城市体力劳动者、农民作职业人群划分存在一定的局限性。例如同为城市非体力劳动者的三类人群，男性体重办事人员在 35 岁前显著高于机关工作人员和专业技术人员，女性坐位体前屈在 35 岁前专业技术人员显著高于机关工作人员和办事人员。在我国，不同职业人口的死亡率和预期寿命有较大差异[7][8]，不同职业人口的健康状况[9]、慢性病患病[10]均存在显著差异，这已经得到相关领域的广泛关注。在不同职业人群的体质研究方面，于道中根据 1994 年原国家体委组织的"全国职工体质调研"

① 国家体育总局群体司. 2000 年国民体质监测报告 [M]. 北京：北京体育大学出版社，2002.

② 国家体育总局. 第二次国民体质监测报告 [M]. 北京：人民体育出版社，2007.

③ 国家体育总局. 2010 年国民体质监测公报 [EB/OL]. http：// www. sport. gov. cn/n16/n1077/n297454/2052709. html，2011 - 09 - 02.

④ 上海市体育局. 2010 年上海市国民体质检测报告 [M]. 上海：上海人民出版社，2013.

⑤ 陆莉萍. 上海市不同职业人群的体质状况分析 [J]. 上海体育学院学报，2009，33（4）：72 - 74，78.

⑥ 张增娜. 江苏省成年人体力活动现状与体质的相关研究 [D]. 南京体育学院，2012.

⑦ 高凌. 中国不同职业人口的死亡率差异分析 [J]. 中国人口科学，1995，（4）：16 - 20.

⑧ 孙福滨，刘海域，胡平. 中国不同职业人口死亡水平特征 [J]. 中国人口科学，1996，（5）：18 - 25.

⑨ 翟炜，陈绍斌，沈月兰. 不同职业人群健康状况调查分析 [J]. 安徽预防医学杂志，2004，10（6）：337 - 338.

⑩ 于道中. 中国职工体质调研报告 [J]. 福建体育科技，1997，16（4）：6 - 13.

结果（21 个行业，112 530 人）进行了研究，发现不同工种职工的生理机能有明显差异，干部和科教人员安静脉搏和血压水平较低，肺活量水平较高，但台阶指数则是工人和其他类职工水平较高；多数技术性要求较高的工种，干部和科教人员的身体素质高于工人，而柔韧性和平衡性素质低于工人，认为这与干部和科教人员在学校读书时间较长，接受较长时期的系统性体育训练以及工人工种特点有关。同时研究还指出，在参加体育锻炼方面，其他类职工参与的人数最多，占较常锻炼人数的 46.1%，其次是科教人员占 33.7%，干部占 31.8%，工人占 29.3%，且表现出锻炼的两头热现象，即 36～40 岁人群中什么体育锻炼也不参加的人数超过 50%。① 何仲恺在对北京市 1 206 人的体质人口学特征研究中，也涉及了职业人群的体质状况。研究发现在 5 种不同职业人员中，专业技术人员体质好的百分比最高，为 31.6%，体质差的百分比最低，为 17.7%；农民体质好的百分比次之，为 30.3%，但体质差的百分比也较高，占 29.8%；商业服务人员体质好和体质差的百分比相当（分别为 27.4%，29.2%）；工人和管理人员体质差的百分比均超过体质好的百分比，体质状况相对较差，特别是工人中体质差人员的百分比高达 43.1%。何仲恺认为，体质的职业差异与不同职业的个体采取的生活方式、饮食结构与体育锻炼的形式和方法等不同有关。② 另外，刘元田等的研究报告也对不同职业人群的体质进行了研究，但未能结合不同职业人群的工作特点与生活方式等进行分析。③ 目前职业与体质有关的研究主要集中在不同职业人群的健康素养和不同职业人群的体育锻炼方面。马震等将职业人群按照其工作情况分为轻体力劳动者、中体力劳动者、重体力劳动者和离退休人员，采用多阶段分层随机整群抽样方法对全国 79 542 名常住人口的健康理念和基本知识、健康生活方式与行为及健康技能进行了调查，发现在健康基本知识和理念、健康生活方式与行为、健康技能得分上，轻体力劳动人群得分大于中体力劳动人群，中体力劳动人群得分大于重体力劳动人群；在科学健康观素养、传染病预防素养、慢性病预防素养、安全与急救素养、基本医疗素养方面也有相同表现。并认为轻、中体力劳动人群健康素养较好，可能与他们有比较稳定的工作和经济来源、文化水平比较高、对健康的需求不断增加、有更多的时间和能力去关注自身的健康等因素有关。④ 李

---

① 于道中. 中国职工体质调研报告 [J]. 福建体育科技，1997，16（4）：6-13.
② 何仲恺. 体质与健康关系的理论与实证研究 [M]. 北京：北京体育大学出版社，2009.
③ 刘元田，于波，林小青. 山东省成年人不同职业人群体质状况的研究 [J]. 山东体育学院学报，2008，24（1）：50-53.
④ 马震，严丽萍，魏南方. 不同职业特征人群健康素养现状调查 [J]. 中国预防医学杂志，2012，13（5）：380-383.

莉等以 2012 年中国居民健康素养监测的 98 448 份调查表为基础，研究发现在不同职业人群中，医务人员、公务员、教师健康素养得分较高，农民健康素养水平最低，认为可能与相应的文化程度、社会地位、经济条件、卫生资源等的差异有关。[①] 王崇喜等在全国城乡范围内随机抽样的居民中进行入户调查，在调查了近 8 000 份数据的基础上，发现我国职业人群参加体育活动者为 31.98%，按照各职业人群体育活动参与率从大到小排序为：工人、管理人员、服务人员、教科文人员、农民。工人和管理人员群体在参加体育活动次数、时间及强度上明显高于服务人员、教科文人员和农民。各职业人群参加体育活动人数比率较大的年龄集中区都为在中、青年阶段，工人和农民在 31～35 岁，管理人员在 41～45 岁，教科文人员在 26～30 岁，服务人员在 36～40 岁。在活动时间安排上，农民锻炼身体的时间几乎都是不固定的，工人、管理人员、教科文人员和服务人员群体大多每周固定几天或利用周末与节（假）日进行体育锻炼。[②] 李然等以 2007 年第 3 次群众体育现状调查（覆盖了全国 31 个省、自治区、直辖市）的 88 625 人为样本，对我国不参加体育锻炼的人群特征进行研究，发现我国不锻炼的达到 67.3%。不参加锻炼的职业人群中，农林牧渔水利人员占到了 36.5%，其次是无职业人群占 30.9%，再次为商业服务人员和生产操作人员，分别为 8.8% 和 8.1%。研究认为，不参加体育锻炼的乡村人数比例较大的原因来自城乡差异，更进一步的原因在于经济和文化差异。农林牧渔水利人员和生产操作人员从事的体力劳动要大于其他职业，其中农林牧渔水利人员的体力劳动强度更为突出是导致这些差异的原因。[③] 综合以上两个方面的研究结果，一定程度上可以说明，不同职业人群由于其受教育程度不同，对体质与健康的认知水平以及获取知识支持的途径等存在显著差异，导致其在工作中的体力活动水平、体育锻炼情况存在显著差异。

总体来看，本研究与其他研究结果一致的是专业技术人员的体质水平最好，这与专业技术人员受教育的年限较长，养成良好的体育锻炼习惯有关。专业技术人员 35 岁前在各职业人群中保持较高体质水平与其较高的健康知识素养、在学校时间较长、女性结婚时间推迟等有关。同时，一般而言专业技术人员在这一年龄段尚无过多的学科、学术带头人的压力，也是

① 李莉，李英华，聂雪琼，等. 2012 年中国居民健康素养影响因素分析 [J]. 中国健康教育，2015，31（2）：104－107.

② 王崇喜，袁凤生，姚树基. 我国不同职业人群的体育现状研究 [J]. 中国体育科技，2001，37（9）：3－9.

③ 李然，张彦峰，张铭，等. 我国不参加体育锻炼人群特征的研究 [J]. 中国体育科技，2010，46（1）：129－134.

其能保持体育锻炼习惯的重要因素。办事人员的体质水平次之，除了其较长的教育年限，相应的体育锻炼习惯易保持，以及较高的健康知识素养外，还与其相应工作中的体力活动水平较高、上下班规律，易于保持锻炼习惯有关。机关工作人员、商业服务人员、生产操作人员的体质水平再次之，原因可能各不相同。机关工作人员与专业技术人员有相同的优势，但其工作压力相对较大，工作时坐姿时间过长和时间上的不规律，往往会导致体育锻炼习惯不能维持；而商业服务人员和生产操作人员一般受教育年限相对较短，体育锻炼习惯在工作后不易保持，同时由于其工作时的体力活动水平或者站立时间较多，容易导致其产生以劳动代替运动的想法，从而影响其整体体质水平的发展与保持。自由职业人员和农林牧渔水利人员体质水平最差，其中自由职业人员组成较为复杂，原因多样，而农林牧渔水利人员则可能更多是与其文化程度相对较低，健康知识素养相对较差，长期以工作中的高水平体力活动代替体育锻炼，而基本未形成体育锻炼习惯等因素有关。马冠生等在对我国成年职业人群身体活动现状进行研究时发现，职业因素对身体活动水平的影响最大。管理人员、办事人员的身体活动水平最低，专业技术人员、商业服务人员其次，农林牧渔生产人员、生产运输工人身体活动水平最高。认为我国居民的身体活动模式仍然是职业劳动占主要地位，久坐少动的工作和生活方式增加，应根据不同人群的具体情况提供相应的身体活动指南，采取不同的干预措施。[①] 因此，针对不同职业人群的人口学特征、从业工作特征，以及体质现状、生活方式等确定相应的健康干预方案，才能起到更好的效果。由于这些特征与表现的多样性，很难制订出统一的干预方案，因而制约了相关的研究。傅建霞依据江苏省2005 年的体质监测结果，应用多因素 logistic 回归分析方法，提出优先干预项目分别是男性机关工作人员控烟，办事人员和自由职业人员调整工作时间，商业服务人员实施运动处方干预，而女性除调整工作时间外，各类人群均可实施运动处方干预；农林牧渔水利人员和生产操作人员应优先选择提升文化程度。[②③] 傅建霞的这两项研究，虽然没有对各职业人群提出具体的体质健康干预措施，但是研究本身一方面提出了对国民体质监测数据再利用的途径，另一方面为开展成年人体质健康干预措施的研究提供了思路。

[①] 马冠生，栾德春，刘爱玲，等. 中国成年职业人群身体活动现状及其影响因素 [J]. 营养学报，2007，29（4）：319 – 324.

[②] 傅建霞. 国民体质监测中健康促进优先干预项目研究 [J]. 广州体育学院学报，2007，27（5）：59 – 62.

[③] 傅建霞. 我国成年人体质监测与健康促进优先干预项目研究——以江苏省为例 [J]. 北京体育大学学报，2009，32（11）：67 – 69.

根据2010年江苏省国民体质监测的结果，在体质各项指标的优先干预方面应该关注以下问题：（1）在形态方面，应优先关注男性35岁以下办事人员、35～54岁机关工作人员和农林牧渔水利人员，女性35岁后各人群，特别是商业服务人员和农林牧渔水利人员的体重超重和腹部脂肪堆积的问题；（2）在机能方面，应优先关注农林牧渔水利人员的血压控制，男性各职业人群和女性农林牧渔水利人员35岁后肺活量的快速下降，以及各职业人群各年龄段的心血管耐力水平较低的问题；（3）在素质方面，应优先关注男性农林牧渔水利人员的柔韧素质水平较低，特别是35岁后的下降现象，农林牧渔水利人员的平衡能力水平较低和35岁后下降较快的问题。

3.2 机关工作人员的体质与影响因素

本研究中的机关工作人员，在职业人群分类中是指国家机关、党群组织、企事业单位负责人，即管理人员，对应于一般意义上所言的公务员人群。公务员有规律的上下班时间，有最完善的社会福利，还有相对舒适的办公环境，然而其工作特点是基本上将一天中的大部分时间固定在"坐姿"的身体姿态上，同时会议和公差常会导致生活的不规律和锻炼中断。公务员属于脑力工作者，无须多少体力活动就可完成绝大部分工作，但是相对而言工作的责任更大、工作时间更长，因而压力更大。在体育锻炼方面，公务员人群一般选择走路、乒乓球等强度较小的运动项目，坚持经常参加锻炼的人数比例较小，喜欢与朋友、同事一起锻炼。[①]

本次江苏省2010年国民体质监测中，机关工作人员的人数为1 975人，占江苏省监测的职业人群总数的17.8%。在体质评分方面，机关工作人员低于专业技术人员和办事人员，处于中等水平。进一步对体质各组成部分的分析发现，性别、年龄对机关工作人员的体质评分等级无显著影响，这可能与评分等级的考虑因素是性别和年龄有关。但是在台阶评分、握力评分、坐位体前屈评分和反应时评分上均有性别差异。在优良等级人数百分比上，力量、反应能力男性高于女性，而耐力和柔韧男性低于女性。在台阶评分、握力评分、坐位体前屈评分、平衡和反应能力评分上均有年龄差异。耐力、握力水平35岁以下人群较差，50岁以上人群较好；平衡能力50岁以上人群较差，而柔韧水平整体较差，尤其是35岁以下人群。文化程度对体质评分等级有显著影响，文化程度越高，体质评分优良率越高，不合格率越低，但是大学及以上人群的耐力水平较低。除基本的人口学因素外，影响机关工作人员体质健康水平的因素主要是运动锻炼数量、在外就餐次数、坐班工作性质，其次为是否熬夜、有无慢性疾病和平时散步情况，较

---

① 国家体育总局. 公务员健身指南［M］. 北京：人民体育出版社，2011.

少影响的是单位体育设施、上班距离、睡眠时间、压力感、自我体质感觉、做家务数量及休闲活动数量等。这些因素对机关工作人员的耐力水平和反应能力的影响较大。另外，家庭周围体育设施情况、上班静坐的时间也是影响体质水平的重要因素。结合各职业人群的体质监测数据，机关工作人员体质健康方面存在的主要问题有：（1）男性 25 岁后、女性 35 岁后出现的体重快速增加和中心性肥胖，特别是文化程度较低的人群；（2）男性肺活量的持续下降和女性 40 岁后肺活量的快速下降形成的整体心肺耐力水平低下，男性 35 岁以下高文化程度人群是主要人群；（3）50岁以下人群的力量素质较差，男性各年龄段的柔韧素质较差，50 岁后的平衡能力较差；（4）坐班工作时间过长导致的因静坐生活方式产生的各种形态和机能下降；（5）在外就餐较多产生的营养过剩，以及生活不规律引起的形态改变和耐力水平的下降；（6）普遍缺少规律性的体育锻炼，或者锻炼的数量（包括强度和时间）不够，未能产生体育锻炼对人体形态机能的积极影响。主要交通方式、家务活动、休闲活动传统上被认为是体力活动的重要组成部分，但其未对机关工作人员的体质健康水平产生明显的影响。另外，机关工作人员压力大、熬夜常被认为是体质健康的主要影响因素，研究发现其主要影响了心血管耐力水平。由此可见，出现上述问题的最主要原因是久坐的工作方式、应酬造成的生活不规律，以及普遍缺乏科学锻炼的知识与方法。

王家宏等通过对全国 694 名男性、352 名女性公务员的抽样调查发现，公务员人群中较大比例的人存在不健康的生活、工作方式，其中经常和有时应酬的占 66.6%，经常和有时吸烟的占 58.3%，经常和有时熬夜的占 63.4%，久坐工作 6 小时以上的占 36.5%，每周锻炼次数少于 3 次的占 83.3%，缺少时间和惰性是影响体育锻炼的主要因素。[①] 同样，刘敏等对北京市公务员、科技人员和企业人员 3 类职业人群的健康状况和生活方式进行调查时发现，公务员吸烟率为 33.4%，规律地进行体育锻炼的仅占 23.0%，每天静坐 6 小时以上者占 42.2%，还有 25.2% 有不能排解的压力。[②③] 然而，研究同样发现公务员的健康素养较高，尤其在健康知识的掌

① 王家宏，杨卫东，刘志明，等. 体力活动与公共健康——来自国家公务员的调查［M］. 苏州：苏州大学出版社，2001.

② 刘敏，赵芳红，李英华，等. 北京市 3 类职业人群健康状况与生活方式调查［J］. 中国健康教育，2011，27（3）：171 – 173.

③ 赵芳红，刘敏，万国锋，等. 北京市公务员超重、肥胖及生活方式调查［J］. 中国健康教育，2011，27（2）：87 – 90.

握方面。①② 由上述研究的结果可以认为，影响机关工作人员体质健康水平的因素不在于其对健康重要性的认知程度不够，也不在于其对改变生活方式是通向健康的途径的了解不够，而在于缺少对不良工作、生活方式的评价能力，缺乏将认知转化为改变工作、生活方式的决心，缺少改变工作、生活方式的科学策略与方法。学会消化静坐的时间和利用碎片化时间锻炼，掌握科学的健身理论与方法是对机关工作人员体质健康干预的关键。

3.3 专业技术人员的体质与影响因素

专业技术人员一般是指在企业和事业单位（含非公有制经济实体）中从事专业技术工作的人员，以及在外商投资企业中从事专业技术工作的中方人员，人数比例较高的是教育工作者、经济业务人员、工程与农林技术人员、医疗技术人员。这一人群的主要特点是受教育程度较高，但工作相对较为弹性、规律性一般，属于脑力劳动，但相应的体力活动水平也较高，特别是一线的教师、工程与农林技术人员和外科医疗工作人员等，由于职称晋升等个人发展的需要，同样承受着较大的压力。在体育锻炼方面，专业技术人员主要采用走和跑步的形式锻炼，以减压放松、社交为主要目的，锻炼受同事或朋友的影响较大，工作忙、没时间成为其最大的锻炼障碍。③

本次江苏省 2010 年国民体质监测中，专业技术人员的人数为 1 956 人，占江苏省监测的职业人群总数的 17.6%。性别对专业技术人员的身体形态、耐力素质、力量素质、柔韧性和平衡能力的影响差异均非常显著，耐力、力量素质水平高评分男性高于女性，而柔韧素质则女性高于男性，平衡能力女性明显高于男性，性别对总分等级无显著影响。年龄对专业技术人员的力量、耐力、柔韧素质和反应能力均有显著影响，耐力素质 35 岁以下人群较差，力量素质 50 岁以上人群较高，柔韧素质高评分均较低。年龄段对总分等级有显著影响，35 岁以下人群的不合格率较高。文化程度对专业技术人员的力量素质、平衡能力和反应能力均有显著影响，文化程度对总分等级则有非常显著影响，大学人群的优良百分比要显著高于中学和小学人群，不合格百分比显著低于中学、小学人群。在影响专业技术人员体质的诸多环境和生活习惯因素中，在外就餐、睡眠时间、运动锻炼数量影响较大，其次是坐班工作与否、自我体质感觉、有无慢性疾病、休闲活动情况。

① 李莉，李英华，聂雪琼，等.2012 年中国居民健康素养影响因素分析［J］.中国健康教育，2015，31（2）：104 - 107.

② 严丽萍，李英华，聂雪琼，等.2012 年中国居民健康素养监测中公务员健康素养现状分析［J］.中国健康教育，2015，31（2）：138 - 140.

③ 张堃，李小惠.兰州城乡居民体质状况与体育行为研究［M］.兰州：甘肃人民出版社，2013.

这些因素影响较大的体质是耐力素质、反应能力和平衡能力。另外，是否坐办公室工作、单位有无体育设施、睡眠时间、主要交通方式、平时散步情况、做家务数量和运动锻炼的数量均对机关工作人员体质水平产生影响。结合各职业人群的体质监测数据，专业技术人员体质健康方面存在的主要问题有：（1）男性 35～44 岁间、女性 40 岁后出现的体重快速增加和中心性肥胖；（2）45 岁后的血压增高表现，以及整体心肺耐力水平较低，特别是 35 岁以下人群，熬夜、压力感和需要静坐工作是主要原因；（3）女性的力量水平较低，特别是高文化程度人群，55 岁以后的柔韧水平出现显著下降，平衡能力较差，35 岁后的平衡能力下降显著；（4）在外就餐较多产生的营养过剩，以及生活不规律引起形态的改变和耐力水平的下降；（5）体育锻炼的数量（包括强度和时间）不够，未能产生体育锻炼对人体形态机能的积极影响。由此可见，出现上述问题的最主要原因是工作的方式与压力水平，且与普遍缺乏科学锻炼的知识与方法有关。

专业技术人员工作的性质虽然均为脑力劳动，但工作中的体力活动水平差异较大，因而对其体质情况与影响因素的分析需要结合具体的工作特点进行。对专业技术人员体质健康的研究主要集中于高校教师人群。邱毅等对陕西省境内 34 所高校 347 名教师的调查发现，经常参加体育锻炼的占 28.24%，偶尔锻炼的占 48.99%，不参加锻炼的占 22.77%；年龄在 36～55 岁之间的教师中，经常参加体育活动的人数最少，并认为 36～55 岁之间的教师是教师人群中压力最大的群体。[1] 杨秀芝对河南省 12 所高校 1 023 名教师的调查发现，在"如果条件允许，您是否愿意参加体育锻炼"问题上，99.5% 的教师持肯定态度，而实际每周参与体育锻炼 3～4 次及以上的教师只占总人数的 28.5%，另外有 28.9% 的教师很少甚至不参与体育锻炼。在锻炼人群中，有 45.8% 的教师锻炼强度小或者是更小。[2] 鄢长安等对吉林省的部分高校教师的体质进行了研究，发现高校体育教师的体质水平明显高于非体育教师，重点高校和省会高校教师的体质水平高于边远小城市教师，45 岁以上女性非体育教师平衡能力下降，体重超重、肥胖开始出现。[3] 孟明亮等对山西省 13 所高校 1 004 名教师的调查发现，参加锻炼的男教师为 29.1%，女教师为 26.8%，中青年教师参加锻炼的偶然性很强；男教师的

① 邱毅，黄静珊，王兴林. 陕西省高校教师身心健康与体育锻炼现状调研 [J]. 北京体育大学学报，2006，29（3）：313-315.

② 杨秀芝. 河南省高校教师参与体育锻炼的现状及对策研究 [J]. 山东体育学院学报，2009，25（5）：93-96.

③ 鄢长安，安建华. 吉林省高校教师体质状况的比较研究 [J]. 中国体育科技，2007，43（4）：32-35.

锻炼项目主要为散步、小球和跑步，女教师则为散步、武术、舞蹈和小球。[①] 李志荣抽样调查了江苏省 368 名高校教师的健康状况与体育生活方式，发现高校教师经常锻炼的占比为 35.24%，35 岁以下和 56 岁以上的比例较高，锻炼人群中能达到中等强度的人数男性约为 50%，女性约为 45%，能达到 30 分钟以上的男性约为 60%，女性约为 40%，参加体育活动的形式以和朋友同事一起锻炼比例最高。[②] 对中小学教师的研究相对较少，王银春对宁波市中学教师的体育锻炼的研究发现，中学教师中有意向进行体育锻炼的人较多，且体育锻炼的动机呈多样性，强身健体是大家的共识，但实际经常参加体育锻炼的人数较少。中学教师锻炼内容广泛，主要是健身走、大小球类、长跑，锻炼的形式以同事、朋友一起和独自锻炼的比例较高。影响中学教师体育锻炼的主观因素主要是毅力差不能坚持，客观因素主要是没时间，压力大、没精力，缺乏组织指导。[③] 王学禹对江苏省高中教师体育锻炼现状的调研发现，高中教师的身体健康状况较差，患慢性病比例达到 53.8%；高中教师有规律地经常锻炼的比例仅为 12.8%，参与体育锻炼主要目的是"为了保持健康，提高工作效率"和"为了调节情绪"，选择的体育锻炼项目以跑步为主，男女教师在锻炼项目的选择上有明显的差异，锻炼的主要形式是"与朋友一起"。[④] 研究还发现，即使是同为高校教师，不同性质的学校教师的体质、体育锻炼的情况也有较大差异。需要注意的是，这一群体内还有一定数量包括体育教师、运动健身专业人士在内的各类体育健康人才，他们是体质健康知识的传播者，也是科学健身的指导者。综上，专业技术人员的工作性质差异较大，生活方式也有较大差别，但基本相同的是，这一人群总体上文化程度较高，健康知识素养水平较高，尤其是医疗技术人员和高校教师[⑤]，整体上对不健康的生活、工作方式的认知和评估要好于其他人群，同事和朋友间的相互影响对体育锻炼行为的形成具有较为直接的作用。因此，注意动静结合、获得同事朋友的支持、掌握科学的健身理论与方法是对专业技术人员体质健康干预的关键。

3.4 机关工作人员与专业技术人员体质影响因素的比较

从影响两类人员体质的因素看，差异主要表现为：（1）性别因素：机

---

① 孟明亮，张翔，李俊青，等. 山西省 13 所高等院校教师参与体育锻炼现状分析 [J]. 中国临床康复，2005，9（32）：199－201.

② 李志荣. 江苏省高校教职工健康状况与体育生活方式的调查研究 [D]. 苏州大学，2008.

③ 王银春. 宁波市中学教师体育锻炼与身体健康问题的研究 [D]. 华东师范大学，2009.

④ 王学禹. 江苏省高中教师体育锻炼现状与影响因素的调查研究 [D] 扬州大学，2011.

⑤ 李莉，李英华，聂雪琼，等. 2012 年中国居民健康素养影响因素分析 [J]. 中国健康教育，2015，31（2）：104－107.

关工作人员的身体形态、平衡能力无性别差异，男性力量素质、反应能力高于女性，而耐力、柔韧素质低于女性；专业技术人员的身体形态、耐力素质、力量素质、柔韧性和平衡能力的性别差异均非常显著，反应能力无性别差异，女性身体形态好于男性，耐力、力量素质男性高于女性，柔韧素质女性高于男性，平衡能力女性明显高于男性。（2）年龄因素：年龄对两类人员身体形态评分的影响差异不具显著性，对力量、耐力、柔韧素质、平衡能力和反应能力均有显著影响，力量素质中年人群高于其他两组，耐力素质青年人群较低，平衡能力中年人群较低，青年组的不合格率最高。（3）文化程度因素：文化程度对两类人员身体形态、柔韧素质的影响不具显著性；文化程度对机关工作人员的力量素质影响不具显著性，对耐力、平衡能力和反应能力均有显著影响，耐力素质大学人群较低，平衡能力中学人群较低，反应能力小学人群较低；文化程度对专业技术人员耐力素质的影响不具显著性，对力量素质、平衡能力和反应能力均有显著影响，力量素质大学和小学人群均较低，平衡能力大学人群较高，反应能力小学人群显著低于其他人群；两类人员大学人群的优良百分比均显著高于中学和小学人群。（4）其他因素：机关工作人员坐班工作、在外就餐、运动锻炼数量影响较大，其次是熬夜情况、有无慢性疾病和平时散步情况，单位是否组织运动会和主要的交通方式没有显著影响。专业技术人员在外就餐、睡眠时间、运动锻炼数量影响较大，其次是坐班工作与否、自我体质感觉、有无慢性疾病、休闲活动情况。对机关工作人员体质影响最大的是体育锻炼的数量，而对专业技术人员体质影响最大的是在外就餐的频度。在各项体质指标中，耐力素质最易受到各种工作、生活习惯的影响。

从总体评分上看，专业技术人员的体质健康水平要高于机关工作人员。除了健康知识素养的差异外，工作因素（特别是工作中静坐的时间）、生活的规律性（特别是在外就餐情况）、体育锻炼的数量是关键要素，特别是体育锻炼的数量（强度和时间）。据兰州市城乡居民的调查研究，参加体育锻炼项目，机关工作人员排序为走、跑步、小球类，专业技术人员则主要是走和跑步；在锻炼场所上，机关工作人员主要是公园、公共体育场馆、单位或小区场所，而专业技术人员则以自然环境、单位和小区场所为主；在体育锻炼目的上，机关工作人员以增加体力活动、健美为主要目的，而专业技术人员则以减压放松、社交为主要目的；在形成锻炼的兴趣方面，机关工作人员受传播媒介和单位体育活动影响较大，而专业技术人员则受学校教育和同事或朋友的影响较大；在参加体育锻炼的障碍方面，机关工作人员均为工作忙、没时间。① 由此可知，两类人群在运动健身的目的、方法、形式等方面均存在一定差异，一定程度上造成体质健康水平的差异。

3.5　对现有成年人国民体质监测与评价的思考

3.5.1　关于人口学特征的思考

目前我国成年人国民体质监测中基本的人口学特征包括：地区、民族、性别、城乡、年龄、学历、职业、单位性质，其中年龄按照每5岁为1个年龄组进行分组，且将成年分成20～39岁和40～59岁两大组别，职业则按照《中华人民共和国职业分类大典》归为8个大类。但在实际的监测结果公布中，职业被划分为3种类型，即城市非体力劳动者、城市体力劳动者、农民，学历和单位性质未纳入考察因素。本研究的结果表明，不同职业之间，同一职业的不同工种之间，由于职业工作的性质、因职业产生的生活方式差异对体质水平的影响较大，因此在未来的监测结果公布中可以考虑进一步细化各职业人群的体质现状。另外，本研究以江苏省2010年国民体质监测结果为研究依据，发现传统意义上的"负责人"被广义化，因而这一人群的比例在抽样中达到了17.6%，大大超出了人口普查中的概念界定。因此，对于职业人口中的"国家机关、党群组织、企事业单位负责人"应明确其概念界定，以满足与其他国民经济数据之间进行分类比较之需。其次，在国民体质监测中，对于城乡的界定被职业分类代替，导致很难对地域上的差异进行分析。建议城乡的概念与"第六次人口普查城乡人口统计口径"一致，明确界定城镇、乡村两个概念，同时考虑到居住环境对健身运动的影响，可以增加居住地的概念，并将其分为：城市社区、农村社区、其他。

3.5.2　关于测评指标的思考

我国成年人国民体质监测指标包括形态、机能和素质三类。其中机能指标为安静时心率、肺活量、血压和台阶指数，素质指标包括力量、柔韧、平衡和反应能力四个方面。在测试指标上，20～39岁人群力量素质增加了背力、纵跳、俯卧撑（男）和1分钟仰卧起坐（女）。本研究结果显示，依据现在国民体质监测按照每5岁公布数据，是否需要增加这些力量监测指标尚需要进一步研究。由于传统意义上的耐力素质没有专门的监测指标，在成年人中一般用台阶指数予以代替，这就容易造成概念上的混淆。从台阶测试的原理来说，符合测试心血管耐力和肌肉耐力的要求，因此可以作为机能和素质的共同指标。但是台阶指数评价心血管功能具有"高误差和低

① 张塈，李小惠. 兰州城乡居民体质状况与体育行为研究［M］. 兰州：甘肃人民出版社，2013.

相关"的现象①也值得我们注意。在国民体质测评方面，本研究的结果显示有些因素对最终的体质评分等级有影响，但对于相应的形态、机能、素质指标的评分影响较小，问题可能出在各单个测试指标的评分标准上。我国的体质监测结果的评价基本上采用常模标准，由所处的相对位置来评价个体体质的优劣。目前我国体质监测结果的评分标准采用3种等级标定，机能素质指标均采用5级评分，体质总分等级采用4级评分，身高标准体重采用3级评分。而美国在20世纪80年代后，开始在体质研究评价中引入校标参考标准，把被测试个体人群分为合格与不合格两类。从我国目前的体质监测结果可以看出，尽管成年人国民体质状况不容乐观，但是不合格率均很低，一定程度上也说明了这一问题。因此，建议在强调国民体质监测重要性的同时，加强对各项体质指标和评分等级标准的研制工作。

3.5.3　关于询问内容的思考

自2000年国民体质监测开始，我国的国民体质监测统一了询问内容，除人口学特征问题外，主要包括疾病情况和生活方式方面的问题。随后的问卷则增加了体质测定的认知内容、工作方式与交通方式等内容、闲暇活动情况、静坐时间与外出就餐情况、体育设施可利用情况等，应该说这些调查内容对进一步分析体质水平的影响因素等起到了积极作用。但是，在实际的调查中，许多受试者对于相关内容的理解会产生很多不一致，致使不能很好地获取抽样调查对象工作特点、生活方式的真实情况，特别是对参与运动锻炼的实际情况的了解仅局限在锻炼项目、锻炼目的与形式、锻炼的时间与频度，以及影响锻炼的因素等方面，对于运动锻炼最为关键的运动强度的调查数据的可靠性较差。另外，锻炼的项目以竞技性体育项目等不同的运动分类方式表达，也使得后期国民对通过运动锻炼增强体质健康的方法了解不全面。由此可见，不管是国民体质的询问问题，还是用于国民体质测试中的问卷调查表，在问卷设计的内容、结构效度、问卷自身的信度等方面尚未得到足够的检验，需要尽快仿照全国健康、营养调查等问卷，加快完善我国国民体质监测调查问卷的设计，为更好地反映不同人群的实际生活方式和体育锻炼情况，为提升我国国民体质后期研究的质量奠定物质基础。

3.5.4　关于监测评价反馈的思考

我国国民体质监测结果，目前都以体质监测报告或公告反馈测试结果，其中也有不同的传播媒介向国民传达了全国、部分地区不同性别、年龄人群的体质概况，也有一些粗浅的数据分析，但是未能起到促进群众参加体

育运动的作用。众所周知，国民体质监测的最终目的是激励大众通过积极参与体育锻炼，以提高国民的体质健康水平。监测结果只有通过评价并将评价的结果反馈给国民，才能使他们了解自己的体质状况，从而在专业人士的指导下制订下一阶段的运动锻炼方案。但目前《国民体质测定标准》在实施过程中以测试为重心，忽视了反馈这一重要环节，大众得不到反馈信息。长此以往，被试者会因积极性降低而敷衍测试。[①] 因此，应尽快开发国民体质监测评价的软件，让每位被试者通过软件能获得自身的评价，并能得到解决不同体质问题的运动锻炼理论与方法。

3.5.5　关于统筹各类测试的思考

目前全国性的体质健康与体育锻炼的有关测试包括 5 年 1 次的国民体质监测，不定期的我国居民健康素养调查、营养状况调查，以及中国群众体育现状调查等，如果这些测试与调查能结合其他的调查一起进行，则能为后期研究提供更全面的数据资料。

4　机关工作人员与专业技术人员健身运动指导策略

4.1　以传播科学健身运动知识为基础

知识是行动的指南，机关工作人员与专业技术人员总体上受教育年限较长，对于健身运动的基本知识和技能在多年的受教育过程中已有所掌握。但是由于我国学校体育教学存在的问题，以及工作后忙于工作，加上现有的科学健身理论与方法传播中的问题等原因，在目前的机关工作人员和专业技术人员中，以缺乏科学健身运动指导作为不参加体育锻炼理由的比例依然较高，且一部分人对健身运动在身心健康中作用的认知尚不充分。[②③] 因此，首先需要给机关工作人员与专业技术人员传播科学健身运动知识。

由于这两类人群基本上都有较为健全的工会组织，所以开展科学健身理论与方法的科普讲座是传播的最有效途径，也可以通过单位内部纸质资料、网络等形式进行传播，还可以利用微信等新媒体途径传播。关于传播的内容，本研究组在多年的实践基础上，将科学健身的理论与方法的关键内容总结为"1 个理念、1 个事实、3 个知识点、3 种锻炼方法"。

1 个理念，即体育锻炼是对健康进行投资的理念，明确健康是人的尊

① 全海英，刘旭阳，孔维峰，等.《国民体质测定标准》（幼儿部分）实施中的问题分析 [J]. 体育学刊，2013，20（5）：59–63.

② 王家宏，杨卫东，刘志明，等. 体力活动与公共健康——来自国家公务员的调查［M］. 苏州：苏州大学出版社，2001.

③ 刘敏，赵芳红，李英华，等. 北京市 3 类职业人群健康状况与生活方式调查［J］. 中国健康教育，2011，27（3）：171–173.

严、工作和生活的基础。

1 个事实，即缺乏锻炼（身体活动）是很多慢性疾病形成的主要原因，科学锻炼能在身心两方面促进健康的事实。

3 个知识点：（1）运动练习分类，了解各种运动练习的锻炼价值，知晓不同的运动练习在提高人体力量水平、耐力水平和柔韧水平方面的作用，学会选择运动练习进行体育锻炼的方法；（2）锻炼强度判定，了解运动练习强度与锻炼效果的关系，知晓运动负荷、生理负荷、心理负荷的内容，学会用自我感觉和客观指标判定锻炼强度的方法；（3）锻炼效果评定，了解锻炼目的与锻炼效果之间的关系，知晓锻炼效果包含的主要内容，学会自我评定锻炼效果的基本方法。当然，针对不同年龄、不同性别以及不同的职业类型，在各类知识点上应有所侧重，如对于年龄大些的人群可以增加一些与慢性病有关的运动知识，而对于年轻人可以增加运动伤病相关知识；男性增加利用周围设施锻炼知识，而女性增加居家锻炼知识；机关工作人员增加利用办公室锻炼的方法，专业技术人员增加培养锻炼习惯的方法；等等。

3 种锻炼方法，即力量性运动练习的锻炼方法、耐力性运动练习的锻炼方法、柔韧性运动练习的锻炼方法。特别是结合自身工作环境、居家环境以及其他各种环境实施 3 种运动练习的锻炼方法。

4.2　通过效果评定实现体育锻炼行为为目标

体育锻炼的效果是体育锻炼目的是否实现的标准。目前对于机关人员和专业技术人员，体育锻炼的主要目的不外乎增强体质、预防疾病，增加体力、保持活力，减压放松、愉悦心情，社会交往、体现身份，保持体形、维护形象。目前的国民体质监测只能在一些方面评价体育锻炼的效果，如形态方面的测试与评价可以满足评价保持体形的效果评定，机能和素质测试与评价可以部分满足增强体质、增加体力的评价，对于某些锻炼目的的评价尚显不够。近些年，随着科学技术的发展，越来越多的无损检测设备得以开发，一定程度上为更好地评价体育锻炼的效果提供了可能。如体成分测试仪可以帮助评价体育锻炼对身体形态和身体组成的合理性，骨密度仪可以评价骨健康状况，对运动预防肥胖和骨质疏松的评价更加客观。再如动脉机能监测可以对血压和血管弹性做出更科学的评价，对运动预防心血管疾病起到较好的指导作用[1]。另外，一些心理量表得到广泛应用，也为体育锻炼的心理效应评价提供了可能。

---

[1]　张艺宏，何仲涛. 试述国民体质检测结果的解读与咨询［J］. 四川体育科学，2009，（3）：98－103，138.

体育锻炼的效果也是调整和科学提出运动干预措施的基础。按照运动处方制定的基本要求，运动处方的制定首先要进行监控检查与评定、运动试验和体质测试。① 其测试和评定的内容与体育锻炼效果的评价内容是一致的。同样，运动处方制定后，经过一阶段的实施，是否要进行有关内容的调整，其依据依然是对体育锻炼的效果的正确评价。

因此，体育锻炼效果选择指标的合理性，评价结果的权威性，对于机关工作人员和专业技术人员这两类高文化程度比例较高的人群具有特别重要的意义。由于这两类人群的健康知识素养较高，他们对结果的解读能力和理解能力要高于一般大众，因而一次客观、正确、全面的测试评价，能够带动一部分存在体质与健康问题的人由"不锻炼人群"转变为"偶尔锻炼人群"或"经常锻炼人群"；同样，一次定期的、合理有效的效果评价，可以对体育锻炼习惯的形式起到积极的推动作用，预防体育锻炼的中断。另外，针对机关工作人员和专业技术人员都有组织这一特点，这种测试与评价还有助于群体体育锻炼行为的形成，一方面便于得到科学的健身指导，另一方面也是体育锻炼行为保持的重要动力。

4.3　以体育锻炼剂量督促合理锻炼为路径

目前，国际范围内身体活动的指南，以美国运动医学会和世界卫生组织发布的最为权威，2010 年 WHO 发布了《关于身体活动与健康的全球建议》②，其基本的指导思想是"Some is good，more is better"，表明了身体活动建议中的量剂效益的观点。③ 由此可以确定，只要参加体育锻炼，就能对人产生生理和心理的效应，但要取得较好的效果，需要达到一定的剂量，而过大的剂量目前也被认为不仅不能取得良好的收益，可能还会造成运动的伤害。

本研究组结合现有的运动科学理论，提出体育锻炼剂量的测算方法：

体育锻炼剂量 = 锻炼强度值 × 锻炼时间（分钟）× 周锻炼天数 × 修正系数

（1）锻炼强度值。由于体育锻炼的运动练习强度是健身效应的关键，因而在剂量中权重较大，根据各项运动练习的梅脱值，将达不到中等强度的运动练习（4 梅脱以下），梅脱值 × 0.5 为锻炼强度值；超过中等强度的运动练习，均采用梅脱值 7 作为强度值；中等强度的运动练习（4～6 梅

---

① 黄玉山. 运动处方理论与应用 [M]. 桂林：广西师范大学出版社，2005.

② 世界卫生组织官网. http：// www. who. int/zh/

③ 李文川. 身体活动建议演变：范式转换与量的积累 [J]. 体育科学，2014，34（5）：56 - 65.

脱），采用中间值 5 为锻炼强度值；力量性锻炼采用 5 为锻炼强度值；柔韧性（伸展性）锻炼采用 4 为锻炼强度值。这样将体育锻炼中常见的运动练习的强度确定为 4 个等级。

很小锻炼强度，锻炼强度值为 1，如饭后散步；

较小锻炼强度，锻炼强度值为 2，如一般步行、打乒乓球、骑自行车；

中等锻炼强度，锻炼强度值为 5，如快走、慢跑、有氧舞蹈、羽毛球、网球等；

较大锻炼强度，锻炼强度值为 7，如中速跑、篮球、足球、羽毛球比赛等。

另外，力量性锻炼，锻炼强度值为 5；柔软性锻炼，锻炼强度值为 4。常见运动锻炼项目锻炼强度值可参考表 3-12。

表 3-12　常见运动锻炼项目强度值

运动形式	主要锻炼作用	强度值	运动形式	主要锻炼作用	强度值
散步	耐力	1	乒乓球	耐力	2
正常行走	耐力	2	网球	耐力	5
快走	耐力	5	羽毛球	耐力	7
慢跑	耐力	5	高尔夫球	耐力	5
骑车	耐力	2	游泳	耐力	5
有氧操	耐力	5	跳绳	耐力 + 力量	7
瑜伽	柔韧	4	太极拳	耐力 + 柔韧	2
拉伸	柔韧	4	引体向上	力量	7
篮球	耐力	7	仰卧起坐	力量	5
排球	耐力	5	足球	耐力	7

（2）锻炼时间。以 1 天为基准，可以累加，但 1 次锻炼时间少于 5 分钟的不计入锻炼时间。对于有意识改变日常交通行为而形成的锻炼行为也纳入锻炼时间的计算。

（3）周锻炼天数。以 1 周的锻炼天数为单位，如果每天锻炼的强度和时间不同，则将锻炼强度值 × 锻炼时间（分钟），不再乘以锻炼天数。

（4）修正系数。由于锻炼的全面性要求，因此对体育锻炼运动练习的类型有要求，运动练习的类型分为耐力性运动练习、力量性运动练习、柔韧性运动练习。一周体育锻炼的运动练习中包含耐力、力量、柔韧 3 种形式的修正系数为 1.3，包含 2 种形式的修正系数为 1.2。另外，为了强调中等强度体育锻炼的重要性，对一周锻炼强度值均未达到中等锻炼强度的修正系数为 0.8，1 ~ 2 次达到的为 0.9。

体育锻炼剂量的最低要求为 450，理想体育锻炼剂量在 600 ~ 900 之间。

举例：李某某，每天锻炼，锻炼的运动练习内容是散步，时间 40 分钟，因为其一周的锻炼强度未达到中等锻炼强度，且只有耐力性运动练习 1 种形式，因而修正系数为 0.8，则其体育锻炼剂量为：$1 \times 40 \times 7 \times 0.8 = 224$，未达到体育锻炼的最低要求。而王某某，每周锻炼 4 次，锻炼的运动练习内容为快走，时间 30 分钟，其一周的锻炼强度超过 2 次达到中等强度，但只有耐力性运动练习 1 种形式，因而修正系数为 1，则其体育锻炼剂量为：$5 \times 30 \times 4 \times 1 = 600$，基本达到了理想体育锻炼剂量。再如，张某某，每周锻炼 3 次，周一快走，时间 30 分钟，周三和同事一起打乒乓球，时间 60 分钟，周末参加瑜伽锻炼，时间 50 分钟，因为其只有 2 次达到中等强度，修正系数为 0.9，但其运动练习中包含了耐力性运动练习和柔韧性运动练习 2 种形式，修正系数为 1.2，总的修正系数为 0.9×1.2，则其体育锻炼剂量为：$(5 \times 30 + 2 \times 60 + 3 \times 50) \times 0.9 \times 1.2 = 453.6$，刚好达到了体育锻炼剂量的最低要求。再如刘某，每周锻炼 3 次，周一快走 20 分钟，瑜伽 20 分钟，周三力量练习 20 分钟，周五慢跑 30 分钟，其一周中运动练习的形式包含了耐力性运动练习、力量性运动练习和柔韧性运动练习 3 种形式，且 3 次锻炼均达到了中等强度，修正系数为 1.3，则其体育锻炼剂量为：$(5 \times 20 + 4 \times 20 + 5 \times 20 + 5 \times 30) \times 1.3 = 559$，基本达到了理想体育锻炼剂量。

每周均能达到体育锻炼剂量要求的人群，即为"经常锻炼"人群。"经常锻炼"的标准为：每周参加锻炼 3 次及以上，每次体育锻炼持续时间 30 分钟及以上，每次体育锻炼的强度达到中等及以上。[①] 有体育锻炼剂量，但未达到最低要求的人群，被称为"偶尔锻炼"人群。"偶尔锻炼"的标准为：每月锻炼至少 1 次（但每周不足 3 次），每次锻炼持续时间或 1 天锻炼时间不足 30 分钟，锻炼强度低于中等强度。每周锻炼的天数超过 3 天，每天锻炼时间总和达到 30 分钟以上（锻炼少于 5 分钟的不计时间），锻炼时达到中等强度的，也可纳入"经常锻炼"人群；而满足每周锻炼 3 次以上，每次能持续 30 分钟以上，但每次锻炼强度均未达到中等的，可纳入"偶尔锻炼"人群。

体育锻炼剂量的概念，可以督促机关工作人员和专业技术人员科学合理地锻炼，促使"经常锻炼"人群保持现有的锻炼，即通过锻炼促进身

---

① 江崇民，张一民，张彦峰，等. 中国城乡居民参加体育锻炼程度评价的辨识 [J]. 体育科学，2009，29（5）：24 - 31，39.

心健康、体格强健；引导"偶尔锻炼"人群部分地转变为"经常锻炼"人群，或者尽可能地保持现有的运动能力与水平；转变"不锻炼"人群的观念，使之有针对性地开始进行体育锻炼，继而成为"偶尔锻炼"人群或者"经常锻炼"人群。

5 本章小结

本章研究以江苏省 2010 年国民体质监测数据和问卷调查结果为依据，对不同职业人群的体质监测结果进行了描述研究，对机关工作人员和专业技术人员的体质影响因素进行了数学和逻辑分析，在此基础上对我国成年人国民体质监测提出了思考，并应用现有的体育锻炼、运动健身理论对机关工作人员与专业技术人员的健身运动指导策略进行了理论分析。小结如下：

江苏省成年人体质监测结果显示，在形态、机能和素质各指标上，不同职业人群均存在显著差异，这与其职业工作特点、文化程度和由此引起的生活方式差异有关。国民体质监测中将成年人分成城市非体力劳动者、城市体力劳动者和农民，不利于对不同职业人群开展健身运动指导，且又将此概念作为城乡判别依据，混淆了城乡作为人口基本地域的概念，不利于对国民体质监测数据的进一步分析、利用。

机关工作人员和专业技术人员虽然均属于典型的脑力劳动者，但由于其职业工作性质的差异，以及职业本身分工的差异，不仅其体质呈现出一定的差异性，表现为专业技术人员的体质评分要明显好于机关工作人员，而且在影响体质的因素上也呈现出一定的差异性。

在国民体质监测中，除了需要进一步对部分监测指标的有效性进行评估外，当务之急是对询问内容和调查问卷进行规范，统筹各类与体质健康有关的调查，尽快组织开展我国国民体质评价标准的研究，建立可以反馈给测试对象的评价系统，以实现测试、评价、指导的一体化。

对于机关工作人员与专业技术人员这两类具有较高文化程度的人群，健身运动指导策略包括传播科学健身理论和方法，通过效果评定实现体育锻炼行为，以及以体育锻炼剂量督促合理锻炼等方面。本研究提出了针对这两类人群的科学健身理论和方法的内容与传播途径，以及以体育锻炼剂量评价体育锻炼行为的方法。

第四章　机关人员和高校教师健身运动指导的实践

健康是人类不懈追求的重要内容之一，合理营养、心理调控和适量运动等是健康的最主要因素已被人们广为接受。然而在许多发达国家，缺乏身体运动已经成为生活的常态，经济新兴体国家也在快速地步其后尘。研究表明，这一问题已经波及全世界，人类已为此付出了巨大的经济和健康代价。① 在我国，随着社会生产力水平的不断提高，城市化的进程日益加速，国民身体运动水平的下降已持续多年，因缺少身体运动带来的健康影响和代价引起了国家的高度重视。全民健身也由计划颁布、实施，上升为国家战略，国民参与体育锻炼的积极性和主动性也随着各级政府的宣传和推动有明显的上升，健身热潮蓬勃兴起，经常参加体育锻炼的人数不断增多。与此同时，各种健身运动的科普读物、健身运动专题讲座等为我国国民的科学健身运动提供了一定的理论指导。但目前来看，一方面，这些知识普遍缺乏针对性，在运动项目的选择、运动强度的掌握以及运动效果的评价等方面依然存在不少问题；另一方面，成年人群由于职业的内在健康素养差异和工种的外在身体活动要求差异，不仅在体质健康水平上表现出人群的差异，而且在健身运动的知信行方面也有很大不同。本章以前期研究的结果为依据，通过对机关工作人员和高校教师两类人群的健身运动干预实践，进一步探索针对不同人群健身运动指导实践的途径与方法。

1　研究对象与方法

1.1　研究对象

（1）张家港市区机关工作人员。2012 年对张家港市机关工作人员进行了全面的体质测试，受测试总人数共 1 756 人，其中男性 780 人，女性 976人。按照单位相对集中、性别与年龄两个因素，再抽取其中 220 人作为机关

---

① WHO. Global health risk ［R］. 2009.

人员干预对象。其中，性别：男 95 人，女 125 人；年龄：34 岁以下 64 人，35 ~ 49 岁 98 人，50 岁以上 58 人；文化程度：小学及以下 11 人，中学 82 人，大学及以上 127 人。

（2）苏州大学教师。2012 年，部分苏州大学教职工参与了全面的体质测试，受测总人数 2 012 人，其中男性 1 108 人，女性 904 人。同样按照单位相对集中、性别与年龄两个因素，抽取其中 150 人作为高校教师干预对象。其中，性别：男 88 人，女 62 人；年龄：34 岁以下 50 人，35 ~ 49 岁 57 人，50 岁以上 43 人；文化程度均为大学及以上。见表 4-1。

表 4-1　研究对象基本情况

干预对象	人数	性别		年龄（岁）			文化程度		
		男	女	34 岁以下	35 ~ 49	50 岁以上	小学	中学	大学
机关人员	220	95	125	64	98	58	11	82	127
高校教师	150	88	62	50	57	43	0	0	150

1.2　研究方法

1.2.1　实验法

1.2.1.1　实验干预办法

按照本研究前期的研究总结，课题组根据实际情况，拟定了对两组人群的健身运动干预策略（营养和健康习惯的干预未纳入其中，但结合实际给予营养和健康习惯的建议）。

（1）张家港市区机关人员干预办法。

在张家港市体育局的协调下，经由所在单位的办公室组织管理，在正式干预开始前组织干预人群，开设两方面内容的讲座：① 体质健康监测指标的解读及与体育锻炼的关系；② 对体育锻炼干预实施办法的解释与组织管理，特别是对体育锻炼剂量的计算与使用，给予相关的书面资料，并签知情同意书。

随后由办公室每月进行 1 次统计，统计内容为体育锻炼情况（经常锻炼、偶尔锻炼、不锻炼），体育锻炼的剂量情况（过去几周达到最低剂量：均达到、均未达到、部分达到）；每两个月通过组织讲座给干预对象反馈统计结果。如此，共重复 5 次组织讲座与统计结果反馈。针对机关人员的 5 次讲座内容分别是：①体育锻炼的重要性及其与健康的关系；②静坐的危害与如何利用办公室和居家环境开展体育锻炼；③ 体育锻炼强度的重要性与监控；④ 体育锻炼损伤的预防与治疗；⑤ 体育锻炼习惯保持的策略。

（2）苏州大学教师干预办法。

在苏州大学工会协调下，经由相关学院分工会和办公室共同进行组织管理。在正式干预开始前组织干预人群，开设两方面内容的讲座：① 体质健康监测指标的解读及与体育锻炼的关系；② 对体育锻炼干预实施办法的解释与组织管理，特别是对体育锻炼剂量的计算与使用，并签知情同意书。

随后在分工会文体委员协调下，由研究生对干预对象每月进行 1 次统计：统计内容为体育锻炼情况（经常锻炼、偶尔锻炼、不锻炼），体育锻炼的剂量情况（过去几周达到最低剂量：均达到、均未达到、部分达到），由研究生通过 E-mail 或短信方式给干预对象反馈统计结果，并提出建议，回答问题。通过 E-mail 方式提供以下讲座材料并回复咨询：① 体育锻炼的重要性及其与健康的关系；② 力量、耐力、柔韧素质锻炼的方法；③ 静坐的危害与体育锻炼损伤的预防与治疗；④ 体育锻炼习惯保持的策略。

干预分别于 2013 年 4 月开始，张家港市区机关人员于 2014 年 5 月进行再次的体质健康监测，苏州大学高校教师于 2014 年 6 月进行再次的体质健康监测。

1.2.1.2　体质健康监测项目

（1）监测指标。

监测指标包括身高、体重、肺活量、体成分、握力、坐位体前屈、闭眼单脚站立、反应时、身体成分、心肺功能、骨密度、血管弹性、脊柱机能。

（2）监测方法。

监测指标包括身高、体重、肺活量、握力、坐位体前屈、闭眼单足站立、反应时测试设备采用国民体质监测的统一设备（GMCS-Ⅳ），测试方法完全按照国民体质监测的要求进行。身体成分采用韩国产人体成分分析仪（Inbody3.0），心肺功能采用国产全态运动心电遥测系统（Dicare-ICAse），骨密度采用美国 GE 超声骨密度检测仪（Achilles Insight），血管弹性采用日本产全自动动脉硬化检测仪（Colin）、脊柱机能采用以色列产脊柱电子测量仪（Idiag）。

1.2.2　调查法

调查采用苏州大学体质研究与健康指导中心自行设计的《健康状况及生活方式调查问卷》。

1.2.3　数理统计法

体质健康监测各项指标均采用平均数 ± 标准差表示，干预前后的比较采用配对 t 检验。计量资料采用百分比表示，干预前后比较均采用卡方检验（χ^2），显著性水平取 0.05。

2　研究结果

2.1　干预前后体育锻炼情况

"经常锻炼"的标准为：每周参加锻炼 3 次及以上，每次体育锻炼持续时间 30 分钟及以上，每次体育锻炼的强度达到中等及以上。"偶尔锻炼"的标准为：每月锻炼至少 1 次（但每周不足 3 次），每次锻炼持续时间或 1 天锻炼时间不足 30 分钟，锻炼强度低于中等强度。对于每周锻炼的天数超过 3 天，每天锻炼时间总和达到 30 分钟以上（锻炼少于 5 分钟的不计时间），锻炼时达到中等强度的也纳入"经常锻炼"人群；而对于满足每周锻炼 3 次以上，每次能持续 30 分钟以上，但每次锻炼强度均未达到中等的，纳入"偶尔锻炼"人群；其他为"不锻炼"人群。干预前后体育锻炼情况变化及其差异见表 4-2 和图 4-1。干预为非强制性干预，提供理论与方法的支持、问题咨询、提示督促等。

表 4-2　干预前后体育锻炼情况变化（人数，百分比）

对象	干预前			干预后			P 值
	经常锻炼	偶尔锻炼	不锻炼	经常锻炼	偶尔锻炼	不锻炼	
机关人员	49 (22.3)	86 (39.1)	85 (38.6)	76 (34.5)	81 (36.8)	63 (28.6)	0.010
高校教师	24 (16.0)	68 (45.3)	58 (38.7)	61 (40.7)	60 (40.0)	29 (19.3)	0.000

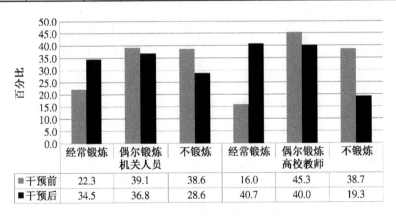

	经常锻炼	偶尔锻炼 机关人员	不锻炼	经常锻炼	偶尔锻炼 高校教师	不锻炼
干预前	22.3	39.1	38.6	16.0	45.3	38.7
干预后	34.5	36.8	28.6	40.7	40.0	19.3

图 4-1　干预前后体育锻炼情况变化

结果显示，无论是机关人员还是高校教师，干预后符合经常锻炼标准的人群数量显著增加，不锻炼的人群数量明显减少。干预后高校教师的体育锻炼情况变化好于机关人员。但也应看到，非强制性的运动干预仍不能消除不锻炼人群的存在，且有一定的比例，机关人员和高校教师分别为28.6%和19.3%。以上研究表明，对于机关人员和高校教师人群，通过理论和方法上的指导，加上相应的督促手段能有效提高"经常锻炼"的人数，"不锻炼"人数明显减少。

2.2　干预前后体质监测指标的变化

对体质监测指标的 2 次测试的结果见表 4-3、表 4-4。

表 4-3　机关人员干预前后体质监测指标变化（平均数 ± 标准差）

指标	性别	干预前	干预后	P 值
身高 （cm）	男	169.48 ± 6.34	169.45 ± 6.34	.336
	女	159.05 ± 5.57	159.02 ± 5.58	.483
体重 （kg）	男	69.9 ± 10.36	68.41 ± 9.68	.000
	女	57.49 ± 8.21	56.99 ± 7.55	.003
肺活量 （ml）	男	3 365.3 ± 777.6	3 521.6 ± 693.0	.000
	女	2 367.4 ± 580.6	2 516.4 ± 552.3	.000
握力 （kg）	男	46.35 ± 6.91	46.78 ± 6.84	.002
	女	28.41 ± 5.34	29.18 ± 5.53	.000
坐位体前屈 （cm）	男	4.38 ± 7.44	5.91 ± 6.61	.000
	女	6.72 ± 8.41	7.62 ± 8.04	.000
闭眼单脚站立时间 （s）	男	24.56 ± 21.36	26.33 ± 20.34	.004
	女	28.91 ± 28.48	32.08 ± 27.48	.000
选择反应时 （s）	男	0.463 ± 0.079	0.450 ± 0.075	.000
	女	0.497 ± 0.085	0.472 ± 0.084	.000

表 4-4　高校教师干预前后体质监测指标变化（平均数 ± 标准差）

指标	性别	干预前	干预后	P 值
身高 （cm）	男	171.54 ± 5.28	171.57 ± 5.28	.088
	女	157.65 ± 5.01	157.71 ± 4.98	.168
体重 （kg）	男	72.97 ± 9.85	71.47 ± 9.16	.000
	女	56.84 ± 8.70	56.29 ± 8.07	.009
肺活量 （ml）	男	3 660.0 ± 789.1	3 830.5 ± 700.5	.000
	女	2 316.8 ± 552.2	2 499.8 ± 571.5	.000

续表

指标	性别	干预前	干预后	P 值
握力 （kg）	男	47.21 ± 7.23	47.37 ± 7.32	.205
	女	27.40 ± 4.92	28.49 ± 5.25	.001
坐位体前屈 （cm）	男	2.83 ± 9.40	5.30 ± 8.14	.000
	女	9.70 ± 6.94	10.62 ± 6.59	.000
闭眼单脚站立时间 （s）	男	24.65 ± 19.18	26.48 ± 18.19	.003
	女	30.10 ± 26.96	34.08 ± 26.31	.000
选择反应时 （s）	男	0.430 ± 0.068	0.417 ± 0.066	.000
	女	0.466 ± 0.109	0.451 ± 0.097	.004

由表4-3，表4-4可见，在为期1年的健身运动理论与方法的干预下，机关人员除了身高前后无显著差异外，在体质各项指标上均有显著变化，且趋向良好方向发展，特别是肺活量和坐位体前屈的增加更为显著。高校教师除身高无显著差异外，男性教师的握力也无显著变化，其他体质指标则均有显著变化，且向良好方向发展。说明本研究确定的健身运动干预理论与方法具有较好的针对性，能有效提高两类人群的体质水平。

2.3　干预前后身体成分指标的变化

对机关人员和高校教师干预前后的身体成分指标的2次测试的结果见表4-5、表4-6和图4-2、图4-3。结果显示，机关人员干预前后在肌肉重量、体脂百分比上正常范围内的人数增加，但无显著差异（$P > 0.05$），腰臀比正常人数增加，具有显著性（$P < 0.05$）。高校教师身体成分的3项指标正常范围内的人数比例均增加，但无显著差异（$P > 0.05$）。

表4-5　机关人员干预前后身体成分指标变化（人数，%）

指标	干预前			干预后			P 值
	偏低	正常	超标	偏低	正常	超标	
肌肉重量	6 (2.7)	78 (35.5)	136 (61.8)	8 (3.6)	92 (41.8)	120 (54.5)	0.295
体脂 百分比	26 (11.8)	140 (63.6)	54 (24.5)	22 (10.0)	161 (73.2)	37 (16.8)	0.083
腰臀比	0 (0)	59 (26.8)	161 (73.2)	0 (0)	80 (45.5)	140 (54.5)	0.031

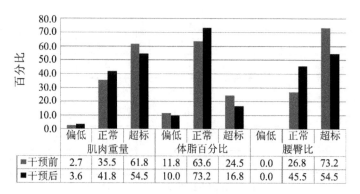

图 4-2　机关人员干预前后身体成分指标变化

表 4-6　高校教师干预前后身体成分指标变化（人数，%）

指标	干预前			干预后			P 值
	偏低	正常	超标	偏低	正常	超标	
肌肉重量	4 (2.7)	72 (48.0)	74 (49.3)	4 (2.7)	84 (56.0)	62 (41.3)	0.371
体脂百分比	17 (11.3)	110 (73.3)	23 (15.3)	16 (10.7)	117 (78.0)	17 (11.3)	0.564
腰臀比	0 (0)	48 (32.0)	102 (68.0)	0 (0)	58 (38.7)	92 (61.3)	0.227

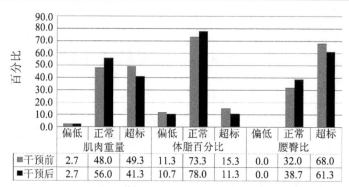

图 4-3　高校教师干预前后身体成分指标变化

2.4　干预前后血管弹性的变化

对血管弹性指标的 2 次测试的结果见表 4-7、图 4-4。结果显示，干预后机关人员和高校教师的血管弹性改善明显，柔软的比例显著增加（ $P <$ 0.01）。

表 4-7　干预前后血管弹性指标变化（人数，%）

对象	干预前				干预后				P 值
	柔软	标准	较硬	硬	柔软	标准	较硬	硬	
机关人员	37 (16.8)	114 (51.8)	53 (24.1)	16 (7.3)	85 (38.6)	99 (45.0)	22 (10.0)	14 (6.4)	0.000
高校教师	27 (18.0)	76 (50.7)	38 (25.3)	9 (6.0)	55 (36.7)	60 (40.0)	27 (18.0)	8 (5.3)	0.004

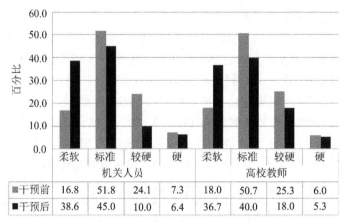

	柔软	标准	较硬	硬	柔软	标准	较硬	硬
	机关人员				高校教师			
干预前	16.8	51.8	24.1	7.3	18.0	50.7	25.3	6.0
干预后	38.6	45.0	10.0	6.4	36.7	40.0	18.0	5.3

图 4-4　干预前后血管弹性指标变化

2.5　干预前后骨密度的变化

对骨密度指标的 2 次测试的结果见表 4-8、图 4-5。结果显示，干预后机关人员和高校教师骨密度正常人数比例有所增加，但无显著差异（$P > 0.05$）。

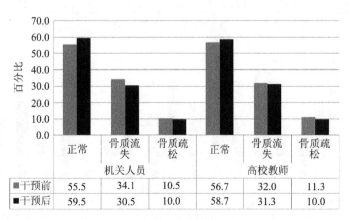

	正常	骨质流失	骨质疏松	正常	骨质流失	骨质疏松
	机关人员			高校教师		
干预前	55.5	34.1	10.5	56.7	32.0	11.3
干预后	59.5	30.5	10.0	58.7	31.3	10.0

图 4-5　干预前后骨密度指标变化

表4-8　干预前后骨密度指标变化（人数,%）

对象	干预前			干预后			P值
	正常	骨质流失	骨质疏松	正常	骨质流失	骨质疏松	
机关人员	122 (55.5)	75 (34.1)	23 (10.5)	131 (59.5)	67 (30.5)	22 (10.0)	0.673
高校教师	85 (56.7)	48 (32.0)	17 (11.3)	88 (58.7)	47 (31.3)	15 (10.0)	0.910

2.6　干预前后脊柱功能的变化

对脊柱功能指标的2次测试的结果见表4-9、表4-10和图4-6、图4-7。结果显示，机关人员涉及脊柱功能的姿势和稳定性2项指标正常以上的比例均有一定程度的提高（分别从干预前的54.5%、49.5%提高到干预后的69.1%、51.8%），但柔韧性有一定程度的下降（干预前为83.6%，干预后为79.2%），其中仅姿势的改善具有显著性（$P<0.01$）。高校教师3项指标的正常以上比例均有一定程度提高（分别从干预前的61.4%、84.7%、51.3%提高到干预后的73.4%、90.0%、59.3%），但无显著差异（$P>0.05$）。

表4-9　机关人员干预前后脊柱功能指标变化（人数,%）

指标	干预前					干预后				
	优秀	良好	正常	稍差	差	优秀	良好	正常	稍差	差
姿势	11 (5.0)	32 (14.5)	77 (35.0)	78 (35.5)	22 (10.0)	18 (8.2)	46 (20.9)	88 (40.0)	43 (19.5)	25 (11.4)
柔韧性	42 (19.1)	99 (45.0)	43 (19.5)	27 (12.3)	9 (4.1)	52 (23.6)	78 (35.5)	46 (20.1)	28 (12.7)	16 (7.3)
稳定性	8 (3.6)	25 (11.4)	76 (34.5)	62 (28.2)	49 (22.3)	11 (5.0)	21 (9.5)	82 (37.3)	65 (29.5)	41 (18.6)

（姿势：$P=0.004$；柔韧性：$P=0.228$；稳定性：$P=0.767$）

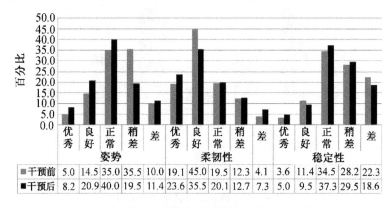

图4-6　机关人员干预前后脊柱功能指标变化

表 4-10　高校教师干预前后脊柱功能指标变化（人数,%）

指标	干预前					干预后				
	优秀	良好	正常	稍差	差	优秀	良好	正常	稍差	差
姿势	9 (6.0)	28 (18.7)	55 (36.7)	51 (34.0)	7 (4.7)	16 (10.7)	31 (20.7)	63 (42.0)	35 (23.3)	5 (3.3)
柔韧性	27 (18.0)	67 (44.7)	33 (22.0)	17 (11.3)	6 (4.0)	29 (19.3)	72 (48.0)	34 (22.7)	11 (7.3)	4 (2.7)
稳定性	5 (3.3)	21 (14.0)	51 (34.0)	32 (21.3)	41 (27.3)	6 (4.0)	27 (18.0)	56 (37.3)	30 (20.0)	31 (20.7)

（姿势：$P = 0.202$；柔韧性：$P = 0.745$；稳定性：$P = 0.640$）

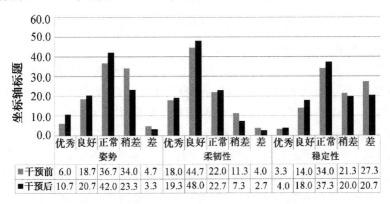

图 4-7　高校教师干预前后脊柱功能指标变化

2.7　干预前后心肺功能的变化

对心肺功能指标的 2 次测试的结果见表 4-11、图 4-8。结果显示，干预后机关人员和高校教师心肺功能优秀和良好的比例均有一定程度增加（干预前分别为：74.1% 和 73.3%，干预后分别为 87.3% 和 83.4%），但均无显著性差异（$P > 0.05$）。

表 4-11　干预前后心肺功能指标变化（人数,%）

指标	干预前					干预后				
	优秀	良好	正常	稍差	差	优秀	良好	正常	稍差	差
机关人员	64 (29.1)	99 (45.0)	51 (23.2)	6 (2.7)	0 (0)	71 (32.3)	99 (45.0)	49 (22.3)	1 (0.5)	0 (0)
高校教师	41 (27.3)	69 (46.0)	33 (22.0)	7 (4.7)	0 (0)	52 (34.7)	73 (48.7)	21 (14.0)	4 (2.7)	0 (0)

（机关人员：$P = 0.264$；高校教师：$P = 0.179$）

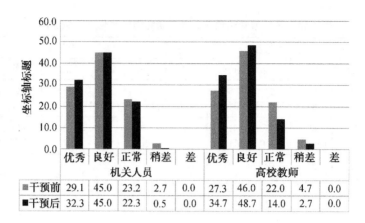

图 4-8 干预前后心肺功能指标变化

2.8 干预后健身运动行为改变情况

在干预期结束后的测试中，对机关 157 名经常和偶尔锻炼的人群、高校教师 121 名经常和偶尔锻炼的人群的健身锻炼行为进行问询，问询的主要内容是过去一年中锻炼的运动形式是否增加、锻炼中是否关注强度、能否注意经常观察和测量锻炼效果 3 个方面，干预前后的变化情况见表 4-12。表中数据显示，专门性针对特定人群的健身运动干预策略在高校教师人群中的效果要优于机关人员，高校教师增加运动锻炼形式、关注运动强度的作用和注意健身效果的人数均占到经常锻炼和偶尔锻炼人群的 50% 以上，机关人员稍微差些。影响作用最大的是对运动形式的关注。

表 4-12 干预前后健身运动行为变化（人数,%）

对象	运动形式		运动强度		运动效果	
	增加	没变化	关注	不关注	注意	不注意
机关人员	87 (55.4)	70 (44.6)	63 (40.1)	94 (59.9)	58 (36.9)	99 (63.1)
高校教师	75 (62.0)	46 (38.0)	61 (50.4)	60 (49.6)	63 (52.1)	58 (47.9)

3 讨论分析

3.1 体育锻炼剂量及其指导

体育锻炼的效果与体育锻炼的运动负荷有着密切的关系，运动负荷作为外在的刺激作用于人体，使得人体产生一系列的变化，即人体会对运动负荷刺激产生反应，这些反应既表现为生理性的，也表现为心理性的。关于运动适应的理论则是基于人体运动反应产生的累积效应。按照刺激适应理论，如果锻炼时运动负荷过小，则不能使身体产生良好的适应，因而也就不能产生体育锻炼的积极效应。反之如果运动负荷过大，则容易使人体产生应激而造成一定的损伤。推荐成年健身运动人群努力达到和保持中等强度运动，每周至少150分钟，或较大强度的运动，每周至少60分钟的运动负荷，因为健身运动产生的健康收益与运动间存在剂量-效应关系[①]，尽管身体活动与健康效益的剂量-效应机制仍然不明确。[②] 因此，有关体育锻炼的运动类型、强度、时间等始终是健身运动指导的热点问题。我国在2011年首次颁布了《中国成年人身体活动指南》，但是，制定的依据主要来源于发达国家的人群，缺乏对我国普通人群的实验数据支持。[③] 另外，其涉及的专业术语也在一定程度上使得国民在体育锻炼中很难把握运动锻炼的负荷。本研究在前期理论研究的基础上，对机关工作人员和高校教师的健身运动指导，采用周体育锻炼剂量的方法来实施干预。目的是强调体育锻炼运动类型的多样化和运动强度控制在中等以上，同时确定经常体育锻炼的最低运动剂量标准，以确保参与健身运动人群自己把控运动负荷。本实践研究中对于体育锻炼的剂量的最低要求为450，理想体育锻炼剂量在600～900之间。从反馈情况来看，只要机关人员和高校教师意识到锻炼的重要性，自觉进行正常的体育锻炼，达到最低要求的周剂量450还是比较容易的，一旦形成习惯，经常锻炼的人群基本可以达到理想的体育锻炼剂量。一年的实践表明，这种最低体育锻炼剂量标准对促进机关人员和高校教师的体育锻炼行为及其锻炼的科学化具有积极意义。研究发现，机关人员和高校教师在干预前达到经常锻炼标准的人数分别为22.3%和16.0%，不锻炼人数分别占38.6%和38.7%，通过知识宣传和锻炼剂量汇报的方法，干预后机关人员和高校教师经常锻炼人数分别上升了12.2%和24.7%，同时不锻炼人数则分别下降了10.0%和19.4%，这种变化具有显著的统计学意义（$P < 0.01$）。从变化情况看，高校教师人群的变化更为显著，这与高校教师人群整体的文化程度较高，且相对时间支配自由等有密切联系。同时从实际干预措施的实施上看，机关工作人员的反馈主要是通过开展讲座的方式实施，有些不参加体育锻炼的人群除第一次讲座参与外，后面的讲座往往不参加，因而无法得到应有的反馈信息，加上机关工作人员整体的健康素养要低于高校教师，因而表现出不参加体育锻炼的人群仍然占较大比

---

① 美国运动医学会. 运动保健处方［M］. 黄力平，主译. 北京：人民军医出版社，2014：87.

② Kesaniemi Y K, Danforth E Jr. Dose-response issues concerning physical activity and health: an evidence-based symposium［J］. Med Sci Sports Exe, 2001, 33: S351–358.

③ 李文川. 身体活动建议演变：范式转换与量的积累［J］. 体育科学，2014，34（5）：62.

例。而高校教师主要采用电子邮件的形式传播健身运动科学知识，基本能确保参与干预人群能获得相关的健身运动知识，同时通过电子邮件或短信予以反馈体育锻炼的剂量信息等，对其体育锻炼行为予以肯定或指出不足，对正确的健身运动予以强化和对不足的方法予以纠正，使得参与人群能及时地按照既定体育锻炼剂量进行锻炼，不参与人群也能受到一定的影响。由于本研究未对参与干预人群的实际体育锻炼剂量进行统计，因而未能就经常锻炼和偶尔锻炼人群的体育锻炼剂量情况有全面的了解，也未能勾勒出健身运动的效果与运动锻炼剂量之间的内在联系。如果能够结合体育锻炼情况调查问卷，对应地进行健身运动剂量-效应的研究，则能更加清楚机关工作人员和高校教师体育锻炼的运动类型、运动强度、时间、频率等对体质健康指标的影响，从而对两类人群的体育锻炼情况作出更好的分析，这是本研究未来的研究方向，也是我国大众健身运动科学研究的主要领域。

3.2 健身运动对国民体质监测指标的影响

健身运动作为人体的生理性刺激，对身体形态、机能和素质产生一定的影响，且这种影响具有一定的规律性。健身运动的干预即是对干预人群实施健身运动有利健康的知识教育，健身运动相关理论与方法，从而促进其运动生活方式的形成和体育锻炼方法科学化水平的提高。从锻炼行为改变来看，一年的干预后机关人员和高校教师均出现了非常显著的变化，经常锻炼人数分别上升了 12.2% 和 24.7%，同时不锻炼人数则分别下降了 10.0% 和 19.4%。由于这两类人群，职业相关的体力活动总体较小，因此运动生活方式的建立对促进人体形态、机能和素质的改变具有积极的作用。研究发现，一年的健身运动干预后国民体质相关指标除身高指标和男性高校教师握力外，其他各项检测指标均趋向良好方向发展，特别是在肺活量和坐位体前屈的增加更为显著。这些指标的变化显然超过了全国性国民体质测试 2 次之间的变化。由此可见，科学适量的健身运动，将有助于体质的增强。在国民体质指标中，身高指标无显著变化，这符合成年人身高变化情况，整体上的无改变是由 20 岁左右的青年人稍微地增长和 50 岁以上中老年人群的稍微下降共同构成。体重指标两类人群均出现了显著的下降，从平均的 BMI 值看，均在正常体重的上限的 BMI 值（24）左右。由于成年人的体重改变主要受能量摄入和消耗的影响，对于机关人员和高校教师，规律地增加中等强度的体育锻炼次数或时间，以及骨骼肌的质量增加产生的基础代谢增加均可使个体能量消耗的数量明显增加，长期的效果必然会引起体重的适量下降或得到较好的控制。对于成年人而言，肥胖和超重也已证明是引起人体代谢性疾病的重要致病因子，① 因此控制体重在正常范围内，对于成年人的健康具有重要意义。肺活量是反映肺通气能力的指标，虽然作为国民体质监测指标有不同的观点，② 但肺活量的大小与呼吸功能的强弱呈显著的相关也基本得到肯定。③ 干预后机关人员和高校教师肺活量均有显著提高，证明干预引起的体育锻炼行为改变，体育锻炼剂量的增加有助于提高人体的呼吸系统功能。反映力量水平的握力，干预后机关人员显著增加，但高校教师中仅女性显著增加，这可能由于握力总体上反映了前臂肌肉的力量情况，虽然与整体的力量变化密切相关，④ 但仍表现出一定的专门性，因此在考查干预人群力量素质的变化情况的研究中，可能还需要结合诸如下肢伸膝力量等共同评价。反映柔性水平的坐位体前屈、反映平衡能力的闭眼单脚站立时间，以及反映神经肌肉活动能力的选择反应时干预后显著增加，虽然增加的幅度有限，但表明体育锻炼的干预一定程度上有利于提高机关人员和高校教师的柔韧性、平衡能力和神经肌肉协调能力。

3.3　健身运动对健康有关体质指标的影响

健身运动的终极目标是获得良好的身体体验，促进健康水平和生活质量的提高，因此对反映内在机能水平的健康有关的体质指标正在受到运动科学领域学者的关注，⑤ 并逐步成为增加国民体质监测的重要补充测试指标。

在身体成分方面，机关人员干预前后在肌肉重量、体脂百分比上比正常范围内的人数增加，但无显著差异（$P > 0.05$），腰臀比正常人数增加，具有显著性（$P < 0.05$），高校教师身体成分的 3 项指标正常范围内的人数比例均增加，但无显著差异（$P > 0.05$）。身体成分是人体各器官、系统的组织构成，通常考察肌肉和脂肪的组成，将体重分为体脂重和去脂体重，一般以体脂的百分比表示，能更好地反映身体形态改变的内在情况。腰臀比则间接反映了体内脂肪的储存部位。体脂百分比、肌肉重量和腰臀比反映了身体各组成成分的数量及其分布，不但影响体质的强弱，其异常的数

①　朱智明，吴宏超，宾建平. 肥胖——21 世纪心血管系统疾病的主要危险因子 [J]. 海军医学杂志，2000，21（2）：176 – 179.

②　陈春明，赵文华，杨正雄，等. 中国慢性病控制中膳食关键因素的研究 [J]. 中华流行病学杂志，2006，27（9）：739 – 743.

③　邓树勋，王健，乔德才，等. 运动生理学（第三版）[M]. 北京：高等教育出版社，2015.

④　张春华，叶长林. 老年人握力与健康及体适能关系的国外研究现状 [J]. 四川体育科学，2013，（4）：40 – 44.

⑤　张艺宏，何仲涛. 试述国民体质检测结果的解读与咨询 [J]. 四川体育科学，2009，（3）：98 – 103.

量变化和分布还会对人体的健康产生不利的影响。① 由于机关人员的工作特点，静坐和相对体力劳动活动较小，容易在形态上出现中心性肥胖。从研究结果看，只要养成健身运动的习惯，进行多种运动形式的结合性锻炼，并且保持足够的运动量，就能有效改善身体形态。

在血管弹性方面，干预引起的人群健身运动参与度增高，以及锻炼方法的科学化水平提升，对血管弹性的提升起到了明显的作用。结果显示，干预后机关人员和高校教师的血管弹性的改善明显，柔软的比例显著增加（$P < 0.01$）。这种转化主要体现在血管弹性较硬人群向标准和柔软的转化。血管弹性与血压有密切关系，是影响血压的主要因素之一。随着年龄的增加，在自由基和血液中低密度脂蛋白等因素影响下，动脉血管的弹性逐渐下降，血压增高。同时由于血管弹性的下降，血管的脆性增加，是老年人心血管意外的重要发病因素。② 对于健康的中老年人，中等强度有氧运动也明显降低其动脉血管僵硬度。③ 并且研究发现局部肢体运动的收益要明显小于全身性的运动④。对于长期的运动而言，保持每周 2 次的运动频度，也是获得运动收益的重要前提条件⑤。另外，美国心脏学会 2007 年的声明：无论心血管健康者还是心血管疾病患者，都应该强调抗阻力训练的重要性。认为抗阻力训练能降低心血管疾病的危险因素，改善心血管功能，促进心理健康，还对胰岛素敏感性、血糖和血脂有改善作用。⑥ 因此只要有规律地养成健身运动的习惯，并且保持足够的运动剂量，就能一定程度上逆转动脉血管的弹性，不仅有助于延缓血管的衰老速度，而且也是预防中老年人心脑血管意外的重要途径。

在骨密度方面，干预后机关人员和高校教师骨密度正常人数比例有所增加，但两类人群均无显著差异（$P > 0.05$）。骨质疏松是以骨量的减少和

---

① 王健，何玉秀. 健康体适能 [M]. 北京：人民体育出版社，2008：127.

② 陈文聪. 健身运动对健康老年人动脉血管弹性的影响 [J]. 中国老年学杂志，2015，35 (7)：1 794－1 797.

③ Tabara Y, Yuasa T, Oshiumi A, et al. Effect of acute and long-term aerobic exercise on arterial stiffness in the elderly [J]. Hypertens Res, 2007, 30 (10)：895－902.

④ Sugawara J, Maeda S, Otsuki T, et al. Effects of nitric oxide synthase inhibitor on decrease in peripheral arterial stiffness with acute low-intensity aerobic exercise [J]. Am J Physiol Heart Circ Physiol, 2004, 287 (6)：H2 666－2 669.

⑤ Miura H, Nakagawa E, Takahashi Y. Influence of group training frequency on arterial stiffness in elderly women [J]. Eur J Appl Physiol, 2008, 104 (6)：1 039－1 044.

⑥ Williams MA, Haskell WL, Ades PA, et al. Resistance exercise in individuals with and without cardiovascular disease：2007 update：a scientific statement from the American Heart Association Council on Clinical Cardiology and Council on Nutrition, Physical Activity, and Metabolism [J]. Circulation, 2007, 116 (5)：572－584.

骨脆性增加为特征的骨骼系统疾病，随着社会老龄化速度的加快，已经成为世界范围内危害公众健康的重要疾病。2009 年由国际骨质疏松基金会和中国健康促进基金会共同发布的《骨质疏松症中国白皮书》显示，2006 年我国 50 岁以上人口中至少有 6 944 万人患有骨质疏松症，2.1 亿人骨量低下。每年因骨质疏松症而并发骨折的发病率约为 9.6%，并有逐年增高的趋势。① 大量的动物和人体实验均表明，运动有助于人体骨密度的增加，也有助于防止中老年人骨质的流失②③。本研究的结果与现有的文献报道不完全一致。表明对于成年人而言骨密度的改变相对来说影响因素是多样的，健身运动行为上的部分改变很难达到预期效果，可能需要有专门性的运动指导方案。一般而言，在人的一生中体力活动对骨密度的影响有四个重要时期。第一阶段是在青少年时期，人体 40%～60% 的骨矿物质是在这一时期沉积，在 18 岁左右达到高峰，除了遗传因素外，这一时期的骨量主要与营养和体力活动的量有关，特别是力量性的负重运动有助于骨量峰值的水平④。第二阶段是在 18～35 岁左右这个年龄段，在这一阶段如果能保持足够的体力活动水平，特别是能保证中等强度以上的规律性健身运动，则峰值骨量水平能保持在较高水平，甚至还能有所增加。现已证明，峰值骨量的水平是决定中老年人群骨密度能否处于正常水平的关键因素之一。⑤ 第三阶段是在 35～50 岁左右的年龄段，这一阶段随着年龄的增加，骨量的丢失在所难免，能够做的就是减缓丢失的速度。理想状态是保持峰值骨量尽量不下降。由于这个阶段是人生最忙碌的阶段，"上有老，下有小"，生活的压力很大，所以这一人群往往也是不能坚持健身运动的最主要人群。在机关人员和高校教师中，健身运动符合"经常锻炼"标准的人数比例也最低⑥⑦。第四阶段是 50 岁以上人群，这一阶段随年龄增加，骨量开始丢失明显，特别是妇女开始进入绝经期，雌激素分泌的减少加速了这一进程。另

---

① 中国健康促进基金会骨质疏松防治中国白皮书编委会. 骨质疏松症中国白皮书 [J]. 中华健康管理学杂志，2009，3（3）：148－156

② 叶鸣，金其贯. 运动与骨密度的研究进展 [J]. 西安体育学院学报，2002.19（4），38－42.

③ 张丽茹，李文彬，孙志佳. 运动与运动方式对骨密度的影响 [J]. 中国组织工程研究与临床康复，2008，12（37）：7 364－7 367.

④ 李红娟. 体力活动与健康促进 [M]. 北京：北京体育大学出版社，2012：180.

⑤ 刘忠厚. 骨质疏松学 [M]. 北京：科学出版社，1998.

⑥ 王家宏，杨卫东，刘志明，等. 体力活动与公共健康——来自国家公务员的调查 [M]. 苏州：苏州大学出版社，2001.

⑦ 杨秀芝. 河南省高校教师参与体育锻炼的现状及对策研究 [J]. 山东体育学院学报，2009，25（5）：93－96.

外，到这一年龄段，人们普遍开始觉得自己老了，因而力量性运动参与度和大强度的体力活动明显减少，这些都是导致骨量加速丢失的原因。① 结合本实践研究的问询，可以明显看出，在机关人员和高校教师中，虽经干预了知识教育，但是能够健身运动形式多样化的人群增加数量有限，且在国民体质监测指标中也明显表现出力量增长的有限。表明成年人很难认识到力量运动在保持骨量方面的重要性，缺少力量性运动的健身运动对保持峰值骨量的作用可能有限。这可能也是本研究结果与文献报道不一致的重要原因。

在脊柱功能方面，结果显示机关人员涉及脊柱功能的姿势和稳定性 2 项指标正常以上的比例均有一定程度的提高（分别从干预前的 54.5%、49.5% 提高到干预后的 69.1%、51.8%），但柔韧性有一定程度的下降（干预前为 83.6%，干预后为 79.2%），其中仅姿势的改善具有显著性（$P < 0.01$）。高校教师 3 项指标的正常以上比例均有一定程度提高（分别从干预前的 61.4%、84.7%、51.3% 提高到干预后的 73.4%、90.0%、59.3%），但无显著差异（$P > 0.05$）。脊柱的功能主要与平时的身体姿势控制和脊柱周围肌肉力量的发展及其均衡有关。对于机关人员和高校教师而言，总体上的坐位工作时间较长，如果不注意身体姿势的控制加上随年龄增加而逐渐退化的腰背部肌肉力量，会影响脊柱的姿势、稳定性和柔软度，那么相关的与脊柱健康有关的疾病就会产生②。因此，对于机关人员和高校教师要加强脊柱与整体健康关系方面的宣传，并且使其明确脊柱功能的好坏不仅关系到诸如下腰疼疾病的问题，也是身体柔软度的主要体现，是未来老年时期防止跌倒的一项重要干预措施。要实现脊柱稳定性和柔韧性功能的提高，主要依靠力量性运动和柔韧性运动来实现，在干预指导中需要强调这两种运动练习方法的指导。

在心肺功能方面，干预后机关人员和高校教师心肺功能优秀和良好的比例均有一定程度增加（干预前分别为 74.1% 和 73.3%，干预后分别为 87.3% 和 83.4%），但均无显著性差异（$P > 0.05$）。从实践研究询问运动类型情况看，虽然有较多比例的人数开始关注耐力性运动练习外的力量和柔韧锻炼方法，但是多数人群依然主要采用耐力性为主的健身运动方法。经过一年有效的指导和监督，可以看到机关人员和高校教师的心肺耐力水平有一定程度的提高，证明了耐力性运动在提高心肺功能方面的价值。但与

① 王晶晶. 体力活动与骨骼、关节和肌肉健康 [J]. 体育科研，2011，32（1）：44 – 50.

② 范越，李红娟，朱娜娜，等. 北京市某中学教师脊柱周围肌肉力量及其对称性分析 [J]. 中国预防医学杂志，2015，16（8）：595 – 597.

国民体质监测指标——肺活量的显著提高相比，实际这两类人群的心肺功能提高还是有限的。这也在一定程度上表明，用肺活量指标评价成年人群的心肺耐力水平还存在一定的不足。同时也表明，只有严格控制健身运动的强度，才能真正达到增强心肺功能的目的。

3.4　健身运动干预与行为改变效果分析

健身运动的行为改变是一个复杂的过程，在健身运动指导中至少包含了两个主要的内容，一是由基本不参加健身运动转变为偶尔和经常锻炼人群，二是健身运动方法向科学化的转变。从本次实践研究的数据来看，无论是机关人员还是高校教师，在第一个方面的转化是明显的，虽然不锻炼人群还有一定的数量（分别占干预人群的 28.6% 和 19.3%），但是经常锻炼的人群有明显增加（分别增加了 12.2% 和 24.7%）。在第二个方面的转变虽然有差不多一半左右的人开始增加健身的运动形式、开始关注健身运动中的运动强度和健身运动的效果，但是这与健身运动科学化知识与方法传播到每个人还有较大的距离。对于第一个方面，按照健康信念模式，健身运动行为不被采纳主要与下列因素有关：（1）对危害健康行为及其不良后果的认知；（2）对健康行为的益处和障碍的认知；（3）对自我效能的认知。目前来看，在机关人员和高校教师中对健身运动有助于健康的认知应该接近百分之百，但是对于缺乏运动可能导致的各种健康问题的认知还处于将信将疑状态，而这方面的认知通过简单的宣讲是很难达到目的的。因此，在缺乏运动有害健康方面，需要有更多的数据和事实，通过反复宣传，才能使得大众正确认知缺乏运动的不良后果。一份调查结果显示，现阶段影响我国居民参加体育锻炼的主要障碍是工作或家务忙没时间，但"没必要参加体育锻炼等背后潜藏的对体育锻炼必要性的认识不足及体育锻炼意识的缺失，可能才是现阶段我国居民体育锻炼参与率较低的真正原因"①。对于第二个方面，按照知识构建和传播理论，任何知识的传播首先是传播者的正确构建，不仅要能通俗易懂，而且要与受传者的实际需要相结合。因此，在传播知识的过程中一定要强调让受传者学会健身运动效果的评价知识，只有受传者通过自身健身运动实践，明确不同强度和多种运动形式的健身价值，才能切实感受到科学知识和方法的事半功倍的效果，同时又可有效避免运动所造成的损伤、过度疲劳等负面影响。只有这样，健身运动科学化知识与方法的传播才真正达到目的。

3.5　运动干预研究之不足与思考

本研究设计的运动干预主要针对两类人群，为期一年，除了测试的组

---

① 李红娟. 体力活动与健康促进［M］. 北京：北京体育大学出版社，2012：79.

织和相关数据的协助收集外，没有通过组织管理层面的干预措施。仅采用知识教育、体育锻炼剂量自我控制、运动效果自我评价等来对干预人群实施干预，在健身运动的相关细节方面未能更多地关注，这就造成了研究中存在一定的不足，主要体现在以下几个方面：

（1）在体育锻炼剂量的控制上，干预对象根据所获得的知识进行了反馈，其计算的正确性没能加以控制，因而有可能会导致数据的偏差问题。同时未对体育锻炼剂量进行实际的统计，未能取得运动锻炼剂量与运动锻炼效果之间的关系，是本研究的遗憾，也是未来研究的重要内容之一。

（2）在健身运动知识传播上，只是根据人群的特点，通过讲座对必要的知识点进行了讲授，但是由于没有过多考虑受众的具体情况，如原有的锻炼习惯、健身运动中断的原因、健身运动实际的环境等，因而仍显得针对性不强，特别是对不能参加运动锻炼人群的具体理论指导尚不够全面。

（3）在督促健身运动方面，采用两种方法实施，对机关人员采用再次讲座宣传的方法，而对于高校教师则主要采用 E-mail 或短信方式提示。从实际的效果看，高校教师的干预效果要好于机关人员，但不能确定是否是督促方式引起。在以后的研究中可以考虑加以关注。

（4）在人群细分方面，在同一人群中只是考虑了性别因素，由于样本数量的限制没有对诸如年龄、文化程度等人口学其他特征进行分类，使得研究成果的推广性受到了一些限制。

总之，对不同人群的健身运动指导是个复杂的过程，许多问题都没有现成的成功经验，需要不断探索。本研究的实践只是做出了尝试，未来类似的干预研究可以考虑以下一些更为细致的研究：（1）不同成年人群开展健身运动知识的传播内容与途径；（2）体育锻炼剂量的正确测量计算路径及其与健身运动效果之间的关系；（3）体育锻炼剂量数据的收集与数据反馈的方法，以及正确地了解干预对象是否真实掌握剂量的计算方法；（4）通过相关的组织机构的宣传发动，探索更好地降低不锻炼人群数量的途径与方法。

4　本章小结

健身运动科学知识的正确传播结合体育锻炼剂量的干预措施能使机关人员和高校教师的锻炼行为发生明显的改变，经常锻炼的人数显著增加，不锻炼人数明显下降，且有效增加了锻炼人群关注健身运动科学化的知识与方法。表明以锻炼剂量实施健身运动干预的手段具有一定的方法学意义。

历时一年的健身运动科学知识教育结合体育锻炼剂量的干预，机关人员和高校教师国民体质监测指标中体重显著下降，各项机能和素质指标显著好转，相对而言力量素质的增长有限。表明以锻炼剂量实施健身运动干预的手段对促进这两类人群锻炼形式的全面性、锻炼强度保持在中等以上具有积极的推动作用。

历时一年的健身运动科学知识教育结合体育锻炼剂量的干预，机关人员和高校教师在身体成分、血管弹性、骨密度、脊柱功能和心肺功能方面有明显的好转，但在骨密度、肌肉力量、心肺功能的变化上差异不显著。表明以锻炼剂量实施健身运动干预的手段对不同人群进行干预的效果需要结合社会学、医学和心理学等因素综合考虑。

历时一年的健身运动科学知识教育结合体育锻炼剂量的干预，仍有28.6%的机关人员和19.3%的高校教师为不锻炼人群，锻炼人群中也有近一半人对锻炼的强度、形式和效果不够关注。表明以后的健身运动干预研究一方面需要对不锻炼人群加强研究，探索促使其行为转变的途径与方法，另一方面需要探索如何实施更为有效的健身运动科学化知识的宣传和普及，这是健身运动指导干预研究的重要内容。

未来研究的方向是进一步细化研究对象，根据对象特点详细记录干预人群的体育锻炼剂量，以便揭示锻炼剂量-效果的关系，同时形成适合于我国国民自身的健身运动干预理论与方法。

附：《健身运动干预》讲座内容及要点

一、体质与健康监测指标的解读及与体育锻炼的关系

（一）成年人体质监测指标的解读

1. 成年人体质监测的形态指标

（1）身高、体重与BMI：身高、体重是基本的形态指标，是国民体质监测的基本指标，其中身高受遗传因素影响较大，后天生活方式等主要影响的是体重。由身高、体重派生的指标身体质量指数BMI，WHO一直将它作为评价人体胖瘦程度的一项重要指标。一般而言，成年人身高变化很小，因而控制体重（减重、增重）就能使BMI处于合适的范围，中国成人的BMI在18.5～23.9千克/米² 为体重正常，BMI小于18.5千克/米² 为体重过低，24.0～27.9千克/米² 为体重超重，大于28千克/米² 为肥胖。体重控制的简易办法可以参照理想体重（标准体重）公式：理想体重（千克）＝身高（厘米）－100（身高165厘米以下者，则减105），在此理想体重±10%范围内为正常，±10%～20%为超重或瘦弱，超过20%为肥胖，低于20%为严重消瘦。

（2）胸围、腰围、臀围与腰臀比：这些是反映人体基本形态的指标。

在体质监测中这类指标最受关注的是腰围及其派生指标腰臀比（腰围/臀围）。腰围是用于估计腹部脂肪的简易指标，男性腰围≥85厘米，女性≥80厘米患肥胖相关疾病的危险性增加。女性腰臀比的健康范围在0.85以下，男性在0.95以下。超过这个比值，就说明腹部有多余脂肪堆积。

（3）皮褶厚度和：这是推测体脂和营养状况的一个指标。通常用三处（肩胛下、肱三头肌和腹部脐旁）皮褶厚度之和判断，男性>40毫米，女性>50毫米为肥胖；男性在10～40毫米，女性在20～50毫米为正常；男性<10毫米，女性<20毫米为消瘦。

2. 成年人体质监测的机能指标

（1）安静脉搏（心率）：心脏功能的评价指标之一。对于安静脉搏（心率）的监测是为了了解心脏功能的一般情况，成年人在60～100次/分钟均为正常。安静脉搏（心率）监测的意义在于为运动干预中确定运动强度靶心率、评估体育锻炼效果提供参考。

（2）血压：血管功能的评价指标之一。主要用于高血压的筛选，收缩压大于140毫米汞柱或舒张压大于90毫米汞柱可确定为高血压患者。

（3）肺活量：是肺的通气功能指标，反映呼吸功能强弱的指标之一。一般而言，肺活量越大表明肺的通气功能越强。

（4）台阶试验：反映人体心血管系统机能水平的指标之一，是一项定量负荷试验，通过测试运动后的恢复心率评价心血管机能的水平。一般而言，心血管功能水平较好的表现是运动后心率恢复较快，反之则差。

3. 成年人体质监测的素质指标

（1）坐位体前屈：测量静止状态下躯干、腰、髋等关节的活动幅度，是人体柔韧素质的测试指标之一。柔韧性越好，前屈幅度越大，反之则小。

（2）握力、背力、纵跳、1分钟仰卧起坐（女）和俯卧撑（男）：均为人体力量素质发展水平的测试指标，其中握力为成年人全人群测试指标，其他指标则考虑了年龄与性别特点。力量测试指标数值越大，表明力量水平较高，反之则低。

（3）闭眼单足站立：以闭眼单足站立的时间作为判定平衡能力的指标之一。站立时间越长，表明人体平衡能力越好，反之则差。

（4）选择反应时：以反应时间的长短作为评定人体神经肌肉协调性和快速反应能力的指标之一。反应时间越短，表明人体神经肌肉协调性与反应能力越强，反之则弱。

（二）与体质有关的健康监测指标的解读

1. 身体成分

身体成分是指人体中肌肉、脂肪、无机盐等各组分的含量及其在总体质量中所占的百分比。对身体成分进行测量是人体健康检查的重要内容之一，可以为营养状态、多种疾病的诊断和治疗提供非常有价值的信息。身体成分测量的相关指标是健康管理、健身指导等的重要参考依据。

通过身体分析，体重超重或肥胖人群表现为两种情况：一种情况是瘦组织群（主要是骨骼肌）丰富，体脂并不多，如运动员；另一种情况是体脂过多，这才是真正的超重或肥胖。有些人体重虽处于理想体重范围内，但瘦组织群较少而体脂含量相对较多，确切地说，这部分人群也属于肥胖，俗称"隐性肥胖"。因此，在身体成分分析中要关注瘦体重和体脂百分比两个指标，前者主要反映人体骨骼肌的质量，后者主要反映身体脂肪占体重的百分比。一些专门的设备能给出内脏脂肪含量等，也能给健康监测提供参考。

2. 骨密度

骨密度全称是骨骼矿物质密度，是骨骼强度的一个重要指标，代表着人体骨骼在外力作用下抵抗断裂的能力。人体骨矿物质含量与骨骼强度和内环境稳定密切相关，因而是评价人类健康状况的重要指标。在生理状态下，人体骨骼中骨矿物质含量随年龄不同而异，在病理状态下，某些药物可导致骨矿含量改变。骨矿的常规检测主要是通过对人体骨矿含量测定，直接获得骨矿物质（主要是钙）的准确含量，它对判断和研究骨骼生理、病理和人的衰老程度以及诊断全身各种疾病均有重要作用。

正常人骨矿含量与性别、年龄密切相关。同年龄组不同性别有差异，女性低于男性。同一性别随年龄增长发生相应的变化，35～40岁以后骨矿含量出现逐渐下降趋势，女性尤为显著。这些生理性变化数据也为疾病的诊断及不同原因所致的骨矿含量改变提供了重要诊断依据。骨密度的下降意味着骨量的丢失，最终出现骨质疏松。骨质疏松是成年人骨骼疼痛和老年人应力性骨折的主要诱发因素，因而骨密度监测是健康监测的重要内容。

3. 动脉血管机能

采用动脉硬化检测仪可以对动脉血管的阻塞与动脉硬化进行早期筛查，通过快捷、简便、无创的PWV和ABI技术检测脉搏波的传导速度（与血管弹性有关）、下肢动脉粥样硬化狭窄与阻塞程度（与血管阻塞有关），从而对动脉血管的机能水平进行评定。

随着生活方式的不断变化，心血管疾病发病率呈逐年增高趋势，不但严重威胁人类健康，影响生活质量，也是目前主要的死亡原因之一。心血管疾病主要起因是动脉病变，而动脉病变有两种主要形态：血管阻塞与血管硬化。动脉硬化在早期是可逆的，能够通过改变生活方式和利用药物在一定程度上减缓其进一步发展。通过早期检测，能够发现自身不能觉察的动脉硬化现象，进行相应的改善和治疗。动脉硬化后，在动脉内可形成复合病变，引起动脉内腔狭窄、闭塞等，加快动脉硬化程度，致使血流受阻。

4. 脊柱机能

采用脊柱电子测量仪，通过测量人体背部脊柱形态及运动能力，可以对脊柱健康状态进行评估分析，可广泛应用于脊柱疾病筛查、康复评定、脊柱形态学和活动度监测。

脊柱的健康对人的影响是持续而长远的，脊柱的健康问题主要出现在颈椎、腰椎部位。颈椎的不正会导致供血不畅，从而引起头晕的症状，颈椎的受损和变形，也会使过度疲劳的颈椎产生疼痛的症状。腰肌劳损也是困扰很多成年人的疾病，其中最根本的原因是腰椎变形。另外脊柱侧弯也会造成许多健康问题，脊柱侧弯有可能在颈椎、胸椎上出问题，也有可能在腰椎上出问题。通过脊柱机能的监测可以对脊柱姿势、柔韧性、稳定性及整体机能进行定量评估，从而发现脊柱存在的潜在健康问题。

（三）体育锻炼与体质和健康指标的关系

1. 理解检测结果，明确体质与健康问题

（1）在初步明确体质监测指标含义的基础上，通过体质指标检测的结果与《国民体质测定标准》的比较，明确各自体质方面存在的问题，初步了解体质方面存在问题产生的可能原因。在此基础上着重阐述这些问题与缺乏体力活动，或者不正确的体育锻炼形式、方法等之间的关联。

（2）在初步明确与体质有关的健康监测指标含义的基础上，根据其检测报告提供的检测结果与评价，明确与体质有关的健康方面存在的问题，从医学生物学等角度阐述问题产生的原因、对健康的危害及其发展的后果。在此基础上着重阐述这些问题与缺乏体力活动，或者不正确的体育锻炼形式、方法等之间的关联。

2. 了解体育锻炼一般方法，明确体质与健康问题的运动处方

（1）体育锻炼的一般方法，包括体育锻炼对体质与健康的重要性、如何开始锻炼或者如何调整体育锻炼、体育锻炼的卫生要求及预防损伤等的注意事项，以及成年人常见体育锻炼项目的分析等。

（2）体质与健康问题的运动处方，包括超重和肥胖者的运动处方、柔韧性差的运动处方、力量素质差的运动处方、心肺功能差的运动处方、健骨运动处方、提升平衡能力运动处方、高血压患者运动处方等。

二、体育锻炼干预的组织管理与实施办法

（一）体育锻炼干预的组织管理

1. 构建由健身运动专家领衔的技术管理队伍

要对职业人群实施科学有效的运动干预，技术管理队伍的构建是关键。

首先要有全面了解体质与健康监测指标内涵，能够很好地解读体质与健康测试结果，可以由根据对象特点开具运动处方的专家（组）领衔，让其规划、实施整个干预过程；其次要有若干了解干预方法与内容的辅助人员队伍，可以及时收集被干预对象信息，给予一些简单咨询的答复，执行处方的指导；条件许可的话可以配备一些具有运动技术指导能力的人员，指导与协助完成运动处方的实施。

2. 根据不同职业人群的工作特点，灵活实施干预过程的组织

不同职业人群的工作性质存在较大差异，体育锻炼干预很难统一实施。对于企事业单位，在完成干预方案过程中如能得到单位人事管理部门或工会的协助，能起到事半功倍的效果；对于其他人群，在完成干预方案过程中如能得到相关的社会组织协助，也能取得较好效果。如对于机关人员的干预，一般通过当地体育部门协调，经由所在单位的办公室进行组织管理。办公室协助安排知识讲座的时间、地点，统计被干预对象的体育锻炼情况、剂量等。而对于高校教师的干预，一般可以在学校工会的协调下，由相关二级单位的分工会和办公室共同进行组织管理。

（二）体育锻炼干预的实施办法

1. 干预前的信息搜集、整理

干预前，首先要对干预对象进行体质与健康监测，调查干预对象的生活方式与体育锻炼的信息，整理相关数据，区分出普遍问题和个性问题，供健身运动专家解读与运动处方的制定。其次，要将监测结果和运动处方意见反馈给干预对象，以便干预对象能更好地理解讲座的内容并执行干预方案。

2. 干预前的知识讲座

（1）体质健康监测指标的解读及与体育锻炼的关系。围绕干预对象的普遍问题和个性问题解读检测结果，并明确体育锻炼与解决各种体质和健康问题的关系，使干预对象在体育锻炼理念、体育锻炼的基本知识和一般方法方面有初步的认知和实施能力。

（2）体育锻炼干预实施办法的解释与组织管理办法。具体确定体育锻炼干预的组织管理办法，详细解释体育锻炼剂量的计算方法，包括体育锻炼剂量公式中的锻炼强度值、锻炼时间、周锻炼天数、修正系数等内容。

（3）根据不同对象特点确定整个干预阶段体育锻炼剂量的要求。对于不锻炼或偶尔锻炼人群，第一个月的体育锻炼剂量的最低要求为450；对于有锻炼习惯但达不到最低要求的人群，第一个月的体育锻炼剂量要求在600以上；对于经常锻炼人群，第一个月的体育锻炼剂量要求接近900。第二个月开始，各人群的体育锻炼剂量均应保持在600以上。

（4）各类慢性病人群体育锻炼的注意事项。针对检测、调查中获取的干预对象慢性病的存在情况，讲解诸如高血压、糖尿病、肥胖、骨质疏松、高血脂等人群进行体育锻炼的注意事项。

3. 干预后的知识供给与反馈咨询

（1）及时获取干预对象的体育锻炼剂量，获得干预对象群体情况，通过多种途径进行健身运动重要性的知识供给，并分析体育锻炼不能保持与不正确锻炼方式产生的原因，给予精神上的鼓励与支持。

（2）及时回复干预对象的各种咨询。

4. 干预后的信息搜集、整理

根据事先确定的干预周期，在完成一定时间的干预后，再次对干预对象进行体质与健康监测，调查干预对象的生活方式与体育锻炼的信息，整理相关数据，通过与干预前的比较，获得体育锻炼干预效果的分析报告，为后期的群体干预和干预对象体育锻炼的自我管理提供依据。

三、体育锻炼的重要性及其与健康的关系

（一）体育锻炼的重要性

1. 生命在于运动（缺乏运动的危害）

从人的生命跨度阐述缺乏运动对人体结构和功能的影响；结合最新的科研成果阐述静坐少动生活方式与慢性疾病的关系；阐述运动在抵抗衰老等方面的作用及其原理等，突出生命在于运动的内涵。

2. 体育锻炼对健康的有利影响

（1）控制体重：运动时，随着骨骼肌的收缩与舒张，会燃烧人体存储的热量。运动强度越大，燃烧的热量就越多，因此运动可防止肥胖或有利于减肥。

（2）抵御疾病：体育锻炼可引起全身血流畅通，降低患心血管疾病的风险。经常锻炼可以预防和控制一系列健康问题，如Ⅱ型糖尿病、抑郁症、某些肿瘤、关节炎等。

（3）带来好心情：体育锻炼会刺激人体大脑释放化学物质，令人感到愉悦、开心、放松。长期锻炼能使人更加健美，对自己的容貌更加满意，进而增强自信心和自尊心。

（4）使精力充沛：日常锻炼会增加人体的肌肉力量，使人拥有更强的耐力。锻炼与体育运动有助于体内将氧气和养分输送到各组织，使心血管系统工作效率更高。

（5）改善睡眠：经常参加锻炼，能使人入睡更快、睡眠更深。

（6）带来快乐：体育运动或参与能让自己开心的项目可以使人欢度时光、放松自我，能给人带来快乐。

（7）重燃性爱之火：体育锻炼使人更美、更具活力，会对伴侣之间的性生活带来积极影响。

（二）体育锻炼与体质和健康的关系

1. 体育锻炼的内涵

健身的目的是增强体质、促进健康，其本质是消耗体力的一种运动。一般而言，健身可以分为生活方式健身和结构性健身。生活方式健身包括爬楼梯、尽量步行、在家里做家务活动等，这种健身方式不需要特意腾出时间和其他的付出。而结构性健身是持续不断地重复某一项运动，包括步行、游泳、骑行、慢跑、拉伸练习、球类运动等，需要人们专门抽出时间来进行，这类健身运动称为体育锻炼。因此，体育锻炼是有计划、有组织、重复性的身体活动形式。

2. 体质和健康的关系

体质是先天遗传和后天各种因素综合作用的结果，是一个多因素综合作用的结果变量。这些因素中遗传是重要因素，但后天的因素影响更大。目前认为对这一结果变量产生重要影响的是身体活动水平（由运动强度和运动时间两个因素确定），即个体身体活动水平的差异是个体间体质差异的最为重要因素。健康是个体身体、心理、社会适应等方面表现出的完好状态，以及良好的适应能力，而不是仅仅没有疾病和衰弱的状态。体质是健康状态的一个重要方面，同时健康中的很大一部分完好状态的获得与体质的强弱密切相关，如肌肉的力量与耐力，其强弱直接决定了个体的生活自理能力、身体移动能力的强弱，而这些能力的强弱是健康状态的直接表现。

3. 体育锻炼剂量与体质和健康的关系

体育锻炼是手段、方法，体质和健康的改变是结果，两者是相关关系。目前认为，体育锻炼的强度和时间，即体育锻炼的剂量是影响两者之间关系的最主要因素，其他的因素包括体育锻炼的形式、体育锻炼的频率等。

（1）体育锻炼剂量过小，对增强体质的作用有限，但规律的体育锻炼仍有较好的增进健康效应。

（2）体育锻炼剂量适中，能有效增强体质，对健康具有多方面的促进作用。

（3）体育锻炼剂量过大，对部分体质具有增强作用，但可能会造成人体某些器官系统的损伤，可能不利于健康。

四、静坐的危害与如何利用办公室和居家环境开展体育锻炼

（一）静坐的危害

久坐行为是影响健康的重要危险因素，长期久坐会带来以下的危害：（1）引发肥胖。静坐少动能够带来脂肪的显著堆积，引发肥胖。（2）死亡率提高。研究认为，20% 的超过 35 岁成年人死亡的原因是缺乏身体活动。（3）性功能障碍。研究表明，腰围超过 42 英寸的男性患勃起功能障碍（ED）的几率为腰围低于 32 英寸的男性的两倍以上。另外，每日静坐少动 5 小时以上的男性精子质量下降 29%。（4）血糖更高。研究表明，静坐少动会使得成年人血糖水平提高 5.7% 甚至更高，长期静坐少动的人群血糖水平甚至可以被诊断为糖尿病前期。（5）癌症发病率提高。研究表明，长期静坐少动可能会导致直肠癌发生率提高 24%，子宫内膜癌发生率提高 32%，肺癌发生率提高 21%。（6）加剧下背部疼痛。研究表明，每天超过 4 小时的连续静坐会显著加剧下背部腰椎椎间盘的压力。

（二）避免静坐的一般解决方法

不管是在办公室，还是居家环境，力争做到每坐 1 小时就起来进行5 ~ 10 分钟的简单锻炼和拉伸。如步行 3 ~ 5 分钟，步行可以是上洗手间，绕着办公室或者教室走，也可以是上下楼梯。拉伸，即随意、缓慢地伸伸腰、拉拉腿、扭扭屁股等。1 ~ 2 分钟的简单锻炼，如10 ~ 20 个深蹲、10 ~ 20 个俯卧撑等。

（三）办公室与居家环境的体育锻炼

对于坐办公室的人群来说，除了上述一般方法外，也可利用办公室环境进行体育锻炼，以消除静坐对体质与健康产生的不良影响。

1. 心肺耐力锻炼

（1）原地大摆臂踏步走；

（2）原地小步跑；

（3）分腿小跳或前踢腿小跳或弓箭步跳跃等跳跃运动；

（4）跳绳或原地无绳跳跃；

（5）小负重重复练习（如原地蹬伸 30 次）。

2. 力量素质锻炼

（1）俯卧撑或利用桌子（椅子）斜式俯卧撑；

（2）利用椅子扶手的屈臂撑；

（3）坐在椅子上的收腹抬腿；

（4）利用小垫子完成平板支撑、仰卧起坐；

（5）利用哑铃完成弯举、侧平举；

（6）利用橡皮带进行各种力量练习；

（7）立卧撑；

（8）持哑铃蹬伸、提踵。

3. 柔韧素质锻炼

（1）颈部拉伸；

（2）肩部拉伸；

（3）腰腹部拉伸；

（4）腿部拉伸。

五、体育锻炼强度的重要性与监控

（一）体育锻炼强度的概念

1. 体育锻炼强度的分类

强度是身体活动负荷的大小，是体育锻炼剂量的主要内容，在体育锻炼中有不同的表达形式：（1）物理强度，是指单位时间内的做功、单位时间消耗的能量，可以用速度、重量、难度等表示；（2）生理强度，也称生理负荷量，通常用最大吸氧量百分比（$VO_2max\%$）、最大心率百分比（HR-max%）、代谢当量（MET，梅脱）等表示；（3）心理强度，也称心理负荷量，通常用自觉运动强度（RPE）表示。根据其数值的大小可以将体育锻炼的强度分等级为：极高强度运动、高（大）强度运动、中等强度运动、低（小）强度运动。

2. 物理强度、生理强度与心理强度的关系

在体育锻炼过程中，对强度的执行只能用其中的一种，其中物理强度是一种外在的强度表达形式，最为直观和客观，因此在执行运动处方过程中一般用物理强度作为体育锻炼的预设强度。而生理强度、心理强度，是人体对一定的物理强度产生的反应的强弱，这种反应的强弱会因为个体的机能水平、机能状态、个性特征，以及环境因素的差异表现出明显的不同，因而存在较大的主观性。健身运动指导者和体育锻炼者均需要根据个体的具体情况，通过预设物理强度，观察和了解生理强度和心理强度的大小，从而调整预设的物理强度，达到对体育锻炼强度的较好控制。体育锻炼者也可以用运动过程中的心率、主观感觉来控制锻炼的强度。

（二）体育锻炼强度的监控

1. 心率在体育锻炼强度监控中的应用

（1）需要明确的心率概念。

基础心率：基础状态下的心跳频率。

安静心率：安静状态下的心跳频率。

运动中心率：运动过程中的心跳频率。

最大心率：心跳频率的最大值 = 220 − 年龄。

心率储备：最大心率 − 安静心率。

靶心率（目标心率）：运动处方中有效锻炼的心率区间。心率随活动强度增加而加快，二者呈线性关系。

（2）根据运动过程中的心率控制运动强度。

大强度运动对应心率在 150 次/分以上；中等强度对应心率在 120 ~ 150 次/分之间；小强度对应心率在 120 次/分以下。由于最大心率随着年龄的增长而减小，因而老年人不同强度运动对应的心率要小一些。

2. 代谢当量（METs）在体育锻炼强度监控中的应用

体育锻炼的本质是消耗人体能量，运动时能量消耗的数量是安静时的倍数称为代谢当量（METs）。可以通过查阅不同运动活动的代谢当量，确定各类运动活动的强度情况。

METs≥6，对应的运动强度为大强度；

6 > METs≥4，对应的运动强度为中等强度；

METs < 4，对应的强度为小强度。

3. 自觉运动强度（RPE）在体育锻炼强度监控中的应用

对运动负荷量和主观用力程度的感觉，能更正确地反映个体的相对活动强度和机体功能状态。

主观感觉上吃力或非常吃力，对应于大强度或极大强度；

主观感觉少许吃力，对应于中等强度；

主观感觉容易或极其容易，对应于小强度或极小强度。

六、体育锻炼中的运动伤害预防和治疗

（一）运动伤害的概念和分类

运动伤害是指参加运动时，人体组织或器官在解剖上的破坏或生理上的紊乱，也称为运动损伤。运动伤害不同于一般的工农业生产和日常生活中的损伤，多与体育运动项目及技战术动作特点密切相关，为此有些运动损伤便以其运动项目冠名，例如"网球肘""足球踝""跳跃膝"。运动伤害也常与运动训练水平、运动环境与条件等因素有关。

运动伤害的分类：（1）按受伤的组织结构分类，可以分为皮肤损伤，肌肉、肌腱损伤，关节软骨损伤，骨及骨骺损伤，滑囊损伤，神经损伤，血管损伤，内脏损伤等。（2）按损伤的病程分类可以分为急性损伤和慢性损伤（包括陈旧伤、劳损伤）。（3）按损伤性质分类，可以分为开放性损伤（如擦伤、刺伤、切伤、撕裂伤及开放性骨折等）和闭合性损伤（如挫伤、关节韧带扭伤、肌肉拉伤、闭合性骨折等）。（4）按损伤程度分类，可以分为轻度损伤（能按计划参加体育锻炼）、中度损伤（不能按计划进行训练，须停止患部活动）、重伤（受伤后不能锻炼）。

（二）运动伤害风险因素

1. 内在风险因素

内在风险因素主要包括年龄、性别、体型和健康状况等。首先，有些运动项目对身体素质等有特殊要求，而没有足够的基础就从事某一运动，以及人体自身某些部位在运动中所表现出的解剖生理弱点往往是造成运动伤害的因素。其次，运动技能不足，运动中的技术动作错误、不合理、不正确，违反人体解剖学和生物力学规律，也会导致运动损伤发生，此时多为急性损伤。再者，人体的某些局部运动负荷长期过重，超出该组织所能承受的最大程度，就会逐渐发生退行性病理改变，导致慢性损伤。

2. 外在风险因素

外在风险因素主要包括场地不平坦、光线不好、运动器械质量不高或者安装不牢固、环境温度过高或过低、运动服装和运动鞋不合适等。

体育锻炼者在运动时，不仅要关注内在风险因素，而且要高度重视外在风险因素，以便减少运动风险，确保运动安全。

（三）运动伤害的预防原则

1. 体育锻炼前的身体机能检查

对于没有体育锻炼习惯或者基本不参加体育锻炼的人群，在计划开始或者运动干预前需要进行运动风险评估。对于低运动风险者，可不做医学检查，直接完成运动能力的测试与评定。对于高运动风险者，要在医生指导下，进行医学检查和身体机能评定，以确定能否参加体育锻炼。

2. 制订科学合理的体育锻炼方案

根据自身状况，制订科学合理的体育锻炼方案，可以有效地降低运动风险。在具体执行运动健身计划时，要做到循序渐进和量力而行，以减少运动伤害。

3. 运动前做好充分的准备活动

准备活动不仅能预先调动身体各器官系统的功能，提高体育锻炼的效果，而且可以有效地避免运动伤害事故。

4. 严格控制体育锻炼强度

体育锻炼的强度是获得锻炼效果的重要因素，锻炼需要达到一定的强度才能取得较好的锻炼效果，但是强度过大往往会造成运动伤害。因此，需要应用强度的控制方法控制运动中的强度。尤其是刚开始锻炼的阶段，强度应控制在小到中的范围。

5. 避免局部负担过重

体育锻炼时，如果运动负荷过于集中在身体的某些部位，会造成机体局部负担过重而引起过劳性运动损伤。如太极拳动作不规范、下蹲过低，导致膝关节局部负担过重，形成膝关节的慢性损伤。

6. 选择安全的运动场地

体育锻炼者要注意运动场地、设备的安全，对新接触的运动器材，要先了解其性能，弄懂其使用方法。体育活动开始前要先了解运动场地的温度、湿度等信息。

（四）常见运动伤害的防治

1. 软组织的急性损伤

该类损伤包括肌肉的闭合性损伤（拉伤、挫伤）、韧带损伤（撕伤、断裂）、肌腱断裂、足踝崴伤等。

损伤防治的基本方法是：损伤预防按照预防原则进行预防。损伤后的治疗一般包括冷疗、加压包扎、抬高患肢、制动等。

2. 软组织的慢性损伤

该类损伤主要包括肘部的过度使用损伤（如网球肘）、慢性足跟足底疼痛、跟腱周围炎等。

损伤防治的基本方法是：损伤预防除按照预防原则进行预防外，还要注意掌握正确的运动技术，避免重复错误的动作及反复牵拉末端部位，平时要加强相关肌肉的力量训练。损伤后急性期暂时制动，辅以理疗或中西医手法缓解症状，疼痛剧烈的话要到医院诊治。

3. 膝关节慢性疼痛

膝关节慢性疼痛多是由半月板损伤、髌骨疼痛综合征、髌腱病或者膝关节失稳、股四头肌肌腱病等引起的。如果准备活动及开始运动后疼痛症状减轻，活动结束后症状又加重，多是由于膝关节周围肌腱病所致；准备活动及开始运动后疼痛症状未减轻，可能有结构性病变，减少或停止运动后疼痛依然存在，需要到医院诊治。

损伤防治的基本方法是：损伤预防除按照预防原则进行预防外，要注意控制运动中的动作速度，避免急剧的伸展、旋转等，同时要加强膝关节周围的肌肉力量训练。疼痛发生后，要根据不同的情况采取不同的方法进行治疗。

4. 其他运动伤害

其他运动伤害防治包括运动性晕厥、运动性中暑、运动性哮喘等的防治。

七、体育锻炼习惯保持的策略

（一）体育锻炼习惯形成的阶段性

体育锻炼通常是循序渐进的，一般而言，人们的习惯改变可以分为 5 个阶段：（1）未考虑阶段：根本没想过要体育锻炼，更别说有体育锻炼习惯和计划了；（2）考虑阶段：开始考虑要好好体育锻炼，但是还未付诸行动；（3）准备阶段：制订了周密的计划，时常也有较高的体育锻炼积极性，但还没有规律地执行；（4）行动阶段：已经开始有规律地锻炼了，只是不满 6 个月；（5）稳定阶段：已经坚持有规律地进行体育锻炼 6 个月以上，也有信心未来能坚持锻炼下去。

（二）不同阶段的干预策略

1. 未考虑阶段

主要采用认知干预的策略。通过组织其对体质与健康检测指标的解读，以及相关指标与体育锻炼关系知识的学习，使其明确体育锻炼的重要性，产生体育锻炼的动机。

2. 考虑阶段

主要采用运动思维和体会的技巧。通过相关知识讲座中锻炼人群与不锻炼人群差异的比较，体育锻炼常见障碍的分析与最低体育锻炼剂量实施的路径分析等，使其能真实感知体育锻炼的好处和可行性，从而产生体育锻炼的冲动和行为。

3. 准备阶段

主要采用认知干预手段，辅助以行为指导。通过体育锻炼强度知识的指导，体育锻炼剂量知识的应用，以及体育锻炼效果的自我评价，强化体育锻炼的科学性和效果的可感知性，使其改变运动态度，增加运动意向，逐步形成科学健身的规律。

4. 行动阶段

主要采用内部感受和外部支持的策略。一般而言，这一阶段体育锻炼的习惯已经养成，但尚不能完全达到科学健身的要求，且容易受到诸如损伤等引起中断的困扰。通过运动效果自我评价知识的供给与体育锻炼剂量监测的督促，达到理想体育锻炼剂量的标准，同时供给运动损伤防护和利用各种环境体育锻炼的知识，使其顺利到达稳定阶段。

5. 稳定阶段

主要采用预防中断的认知干预策略。通过对体育锻炼中断的原因分析、克服方法的知识供给，以及体育锻炼效果的强化，使其有信心坚持锻炼下去。

（三）认识和面对体育锻炼的"借口"

1. 常见的"借口"

借口是一种没有经过深思熟虑就盲目认同某种不合理想法的行为，它非但不利于你解决问题，反而还会误导你做出不正确的选择。需要认识到的是：在改变习惯的过程中，你可能会进步一些，再后退一些，然后一点一点地进步。在这一过程中出现反复和退步都是正常的。通常的借口有："体育锻炼是年轻人的事，我的年龄大了，锻炼晚了""体育锻炼太无聊了，我不喜欢""我工作一天下来已经很累，没力气锻炼了""我要照顾孩子，没时间锻炼""我有关节炎，好像不能锻炼""我不会锻炼，也不知道怎锻炼"。这些借口一般出现在未考虑阶段和考虑阶段,通常通过一些认知干预和比较分析策略加以消除。

2. 体育锻炼过程中断的面对

(1)在受伤的情况下,可以根据受伤的部位等改变运动形式,不仅保持体育锻炼的习惯,同时也有助于伤病的恢复。如因为受伤引起了局部的腰痛或手臂疼痛无法完成打球等运动,那么可以考虑尝试散步、轻负荷的力量运动或者游泳等。只要运动不增加受伤和疼痛的程度,就能保持运动的习惯等待伤病的恢复。

(2)在生病的情况下,一般而言,发烧或者一些急性疾病都是运动的禁忌症,这时需要停止运动,待病情减轻后才可以重新开始体育锻炼,并在开始锻炼的时候修改体育锻炼计划,适当减小运动强度和运动时间。

(3)在家庭职责干扰下,尽量为自己保留一些体育锻炼的时间,同时寻求家庭成员的支持,最好能邀请家庭成员一起参加体育锻炼。

(4)在工作干扰的情况下,可以在工作前完成锻炼,尝试在日常工作中安排简单且不定期的锻炼时间,在工作过程中创造锻炼机会等。

(5)在必须出差的情况下,可以通过在酒店的健身中心进行锻炼、在转换交通工具时增加行走时间等方式完成锻炼。

(6)在天气干扰的情况下,如下雨天可在办公大楼、办公室内和家内完成各种单项的力量、拉伸运动练习等。

3. 积极性与毅力是坚持锻炼的关键因素

在形成体育锻炼习惯后,积极性与毅力是坚持锻炼的关键因素。可以通过以下一些策略使自己保持体育锻炼的积极性,增加克服各种困难的勇气:(1)加入健身团队,通过相互鼓励与群体契约来提高体育锻炼的积极性。(2)利用奖励机制来巩固锻炼效果。设置奖励机制对维持刚养成的新习惯以及实现新的目标都是很有帮助的,尤其是对刚刚开始锻炼的人群效果更显著。效果的评价与来自朋友、家人的支持均为奖励的组成部分。(3)制定让自己更积极的短期目标。可以将获取健身运动各种收益的总体目标分解成可以短期实现的目标,增强完成目标的自信心。(4)分析自我的优缺点。通过对自我体育锻炼行为改变过程的优缺点分析,尤其是对影响良好行为形成因素的分析,可以预先做好相应准备,防止习惯行为的中断。

第五章　不同人群健身运动指导的理论研究

1　健身运动与健身运动指导

1.1　健身运动概念

身体活动（Physical Activity，PA）泛指骨骼肌收缩与舒张消耗能量的活动，也称为体力活动。按照人类实践活动的形式，身体活动可以区分为工作学习的身体活动，空间移动的身体活动，家庭劳动的身体活动，以及休闲娱乐的身体活动。健身运动一般是指通过各种身体练习来提高人的健康和体质的身体运动，在我国一般也以体育锻炼称之。健身运动的目的是身心健康适应，健身运动的手段是身体练习，因此英文的对应表述有 fitness exercise，health exercise，wellness exercise。健身运动的表现形式是身体练习，其目的是体质、健康全面发展。身体活动是由骨骼肌的运动产生的消耗能量、有利于健康的实践活动，健身运动是有计划、有组织、重复性的身体活动形式，是增强某一项或多项体质水平的实践活动。[①]

尽管健身运动历史悠久，但"健身"一词却出现较晚。古代，无论是东方还是西方，人们都认为健身就是强健体魄、修炼身心，包括娱乐、体育运动、保健等。在西方，健身多被认为就是健美，而在东方，健身则更多是指养生保健。在传统观念上，人们一般认为健身就是锻炼身体，把健身与锻炼等同。在我国，对于健身的理解主要的观点是："健身是指通过一定的身体锻炼来强健体质"（朱金官《健身健美手册》，1995），"健身实际上就是健全人的身体、增强人的体质"（林建棣，陈南生《体育健身指南》，1997），"健身的含义，是指按照人体生命运动规律，科学、合理地选择和运用各种方法、手段，进行有益于增强人体健康的一切实践过程，是人体身心两方面协调统一的实践活动"（毕春佑《健身教育教程》，2003）。杨霞等在综合国内外健

---

① Hoeger WWK., Hoeger SA.. Fitness and Wellness［M］. Graphic World Inc, 2011：3

身运动概念的基础上，对健身运动的内涵进行了概括，指出健身运动是一种文化现象，是一种人类社会实践形式，是一种有明确目的和指向的社会活动，是一种以身体练习为基本手段的活动，需要包括生理、心理和社会适应能力三个因素，同时需要与生活关系密切。认为健身运动的本质就是人们为了增强体质，促进生理、心理和社会适应能力健康发展，追求自我实现和全面发展，利用体育运动等多种手段和方法，对自身机体施加积极的影响，以改善健康状况，建立良好、积极的生活方式的社会活动，是人在改造自身过程中的一种积极的社会实践活动。①

因此，对于健身运动的理解需要把握以下几点：

第一，健身运动是运用各种身体练习方法，有计划、有组织，并有明确目的的身体活动，通过骨骼肌的收缩和舒张实现，并伴随能量消耗。

第二，健身运动的目的是愉悦身心、强身健体、改善运动能力与提高健康水平。

第三，健身运动是一种社会文化现象，是人类积极生活方式的表现形式。

1.2　健身运动的作用

1996 年，美国疾病预防控制中心（CDC）、总统体适能与体育委员会（PCPFS）、美国运动医学学院（ACSM）联合发布了《身体活动与健康》的公告，这是目前国际上较为公认的著名公告。该公告全面总结了身体活动带来的健康收益：减小早亡风险、减小死于心脏病风险、减小发生糖尿病的风险、减小发生高血压的风险、减小发生结肠癌的风险、减少焦虑和抑郁情绪，帮助控制体重，有利于骨骼、肌肉、关节健康，帮助老年人更好地行走和预防跌倒等。2008 年，美国健康与大众服务部（HHS）出版了《美国国民身体活动指南》，提出了"运动是良医"（Exercise is medicine，EIM）的理念。健身运动在促进人体身心健康方面的作用已广为大众所接受，概括而言主要表现在四个方面：塑造形态结构、提升心理健康水平、预防疾病与促进康复，以及构建良好生活方式等。②-⑤

---

①　杨霞. 健身锻炼方法与评定［M］. 桂林：广西师范大学出版社，2005：1-3.

②　［美］大卫·C. 尼尔曼. 无运动不健康——运动健康防病手册［M］. 方明，译. 长沙：湖南文艺出版社，2008.

③　Corbin CB., Welk GJ., Corbin WR., et al. Concepts of physical fitness-active lifestyles for wellness (14th ed) ［M］. McGraw-Hill Companies，Inc. 2008.

④　Stocchi V., FeoPD., Hood DA. Eds. Role of physical exercisein preventing disease and improving the quality of life ［M］. Springer-Verlag Italia，2007.

⑤　王瑞元. 体育院校通用教材. 运动生理学 ［M］. 北京：人民体育出版社，2002.

1.2.1 健身运动对人类自身结构和功能的影响

健身运动是人体与外界环境的相互作用，外界环境以运动负荷的形式构成了对人体各器官系统的刺激，使得人体的各器官系统产生相应的反应和适应，从而在结构和功能上更好地适应外界环境的变化。

（1）健身运动对神经系统的影响。

研究表明，适量的运动负荷可促使脊髓前角神经元细胞核与核仁增大。大脑皮质躯体感觉区和运动区锥体细胞的核仁增大，保证了在神经信息传导过程中蛋白质的消耗得到了补充，为神经元形态结构的改造提供了物质基础。另外，适量的运动还会使大脑皮层躯体感觉区锥体细胞、皮质下运动中枢尾壳核神经元树突棘增多，说明运动增加了中枢神经元的信息输入量，扩大了神经元的联系范围。适量的运动还使运动神经元的线粒体数量增多，说明运动提高了线粒体贮能和供能的能力，因此，适宜的运动能在一定程度上改善神经系统供能，保证神经系统的正常活动功能。科学适宜的运动在儿童青少年时期能够促进大脑的发育，提升智力水平；在成年期能使大脑和神经系统得到充分的锻炼，提高神经工作过程的强度、均衡性、灵活性和神经细胞工作的耐久力，使神经细胞获得更充足的能量物质和氧气的供应，从而使大脑和神经系统在紧张的工作过程中获得充分的能量物质保证，缓解精神性的紧张状态；在中老年期则可延缓大脑功能的衰退，防止随年龄增长造成的大脑功能异常。

（2）健身运动对运动系统的影响。

在健身运动中，骨骼承受一定负荷刺激，使骺软骨细胞增殖，促进了骨的生长发育，使骨骼能承受更大的外力作用，提高骨的抗弯、抗断、耐压和抗扭转等机械性能。经常在阳光充足的户外进行健身运动不仅使骨变粗增长，还能吸收紫外线的照射，有助于人体对钙的吸收，可预防老年人的骨质疏松，促进儿童少年的骨骼发育。运动可以增强关节的灵活性和稳定性，经常进行科学的、规律的健身运动，能增强关节的牢固性，提高关节承受载荷的能力，使关节更加灵活，适应大幅度运动的需要。健身运动中的拉伸等练习，可使关节囊、韧带、关节周围的肌肉等软组织在力的作用下被伸展，增大了关节的灵活性。体育锻炼和运动训练可以使肌肉体积增大，优化骨骼肌结构，使肌肉中毛细血管数量增多，毛细血管口径增大，而且还大量开放"备用"的毛细血管，血流量增大，使肌肉血液供应良好，新陈代谢旺盛。

（3）健身运动对循环呼吸系统的影响。

运动可导致心脏体积的增大，运动使心脏增大的主要标志是心腔扩大，心室增厚。经常运动的人安静时的心率较低，有些耐力运动员安静时心率可降低至每分钟40～60次（在医学上这种现象称为窦性心动过缓）。安静时心率降低可以降低心肌耗氧量，改善心肌血液供应，使心肌的功能储备提高，并对运动性心脏肥大的发展有积极意义。长期运动可引起心功能改善，包括心肌收缩和放松机制的改善。经常运动的人与不运动的人在完成相同运动时，心血管的功能表现为动员快、反应小、恢复快的特点。长期的健身运动能使血管壁增厚，弹性增加，管径增大，血液中高密度脂蛋白的浓度会增加，低密度脂蛋白的浓度降低，能延缓血管的硬化速度。运动可使安静时的呼吸深度增加，呼吸频率下降。在进行健身运动时，随着呼吸运动的加强，呼吸变得主动和有力，有关的呼吸肌机能随之增强，胸廓的活动范围扩大，久而久之，就使这些肌肉发达有力，胸围增大，从而能更好地进行呼吸运动，改善呼吸机能。经常参加健身运动的人，肌肉活动时需氧量增大，呼吸运动增强，平时不参与工作的肺泡也扩张，肺的气体容量增加，肺活量增大，提高了呼吸系统的功能。

1.2.2 健身运动的心理作用

研究认为，任何健身运动对人的心理健康均具有积极作用，主要表现在：

（1）健身运动有助于获得良好的情绪体验。

情绪状态的调控能力是衡量体育锻炼对心理健康影响的最主要指标。个体在复杂多变的社会环境中，常常会产生紧张、压抑、忧虑等不良情绪反应，健身运动可以使个体从烦恼和痛苦中摆脱出来，降低应激水平，使处理应激情境的能力增强。麦克曼等人的研究表明，经常参加健身的运动者焦虑、抑郁、紧张和心理紊乱等消极的心理变量水平明显低于不参加身体锻炼者，而愉快等积极的心理变量水平则明显要高一些。心理学家认为，适度负荷的健身运动能够促进人体释放一种多肽物质——内啡肽，它能使人们获得愉快、兴奋的情绪体验。

（2）健身运动有助于良好的意志品质的形成。

意志品质指一个人的自觉性、果断性、坚韧性和自制力，以及勇敢顽强和独立主动的精神，需要在克服困难的实践过程中培养。体育锻炼本身就要不断克服客观困难（气候条件的变化、动作的难度或外部障碍等）和主观困难（如胆怯和畏惧心理、疲劳和运动损伤等），才能取得成功。健身运动的参与者需要努力克服主、客观方面的困难，培养自身良好的意志品质。

（3）健身运动使自我概念更为清晰。

坚持健身运动可使体格强壮、精力充沛，因而，健身运动对于改善人的身体表象和身体自尊至关重要。研究表明：运动者比非运动者具有更积极的总体自我概念；体能强的人比体能弱的人倾向于具有更高水平的自我概念和更高的身体概念；肌肉力量与身体自尊、情绪稳定性、外向性格和自信心呈正相关，并且加强力量训练会使个体的自我概念显著增强。

（4）健身运动有助于形成和谐的人际关系。

现代社会生活节奏的加快使人们越来越趋向封闭的状态，健身运动则打破了这种封闭，让不同职业、年龄、性别、文化素质的人相聚在运动场上，进行平等、友好、和谐的交往，使人们互相之间产生信任感，有效进行情感和信息的交流，互相之间产生一种默契和交融。研究表明，增加与社会的联系会给个体带来心理上的益处。

（5）健身运动有助于消除心理疾患。

社会竞争的日益激烈和生活压力的加大可能会使许多人产生悲观、失望的情绪，进而导致忧郁、孤独、焦虑等各种心理障碍的产生。人们参加某个项目运动并坚持锻炼，他的生理技能、身体素质将会得到改善，也会相应掌握并发展一些运动的技能和技巧。由此，个体会以自我反馈的方式传递其成就信息至大脑，从而获得自我成就的认知和情感体验，产生愉快、振奋和幸福感。因此，健身运动能使有心理障碍的个体获得心理满足，产生积极的成就感，从而增强自信心，摆脱压抑、悲观等消极情绪，并消除心理障碍。许多国家已将健身运动作为心理治疗的手段之一。[1][2]

1.2.3　健身运动在预防疾病和辅助治疗方面的作用

健身运动在身心方面的积极作用，使得经常运动可以使人少患病、晚患病。WHO估计，经常参加体育锻炼的人糖尿病、心血管疾病和恶性肿瘤的发生率减少20%～30%，不爱运动的人寿命大约减少3年。同时，大量的事实证明，体育锻炼是很多疾病治疗的一部分。

（1）运动有助于预防多种疾病。

心脏病和脑卒中是威胁人类生命的最大杀手。中国目前近40%的人死亡原因是心脑血管疾病。心脑血管疾病的发生多数始于血管狭窄，造成心脏和大脑的供血能力下降，血液供应的障碍可以进一步造成心脏和大脑组织的损伤。这些病变的急性发作常常表现为心梗和脑梗。经常参加体育锻炼，可以使得随年龄增加而渐进性血管变狭窄的过程减慢，应对心脏和大脑缺血急性发作的储备能力更强。运动系统的骨质疏松、关节退行性变以及肌肉组织的萎缩是随年龄增加常见的疾病。这些变化使人体运动功能降低的同时，会影响生活自理能力，甚至会发生骨折、身体活动障碍等。体育锻炼能强骨、增加关节的灵活性和稳定性、增强肌肉力量和体积，因而

---

① 王润平. 体育锻炼与心理健康［M］. 桂林：广西师范大学出版社，2005.

② 王健，何玉秀. 健康体适能［M］. 北京：人民体育出版社，2008.

可以有效预防运动系统疾病的发生与发展。过量摄入与运动不足导致了人体代谢系统的紊乱，进而引发糖尿病、肥胖症、血脂异常、痛风症等代谢系统的疾病。体育锻炼不仅能消耗多余摄入的物质和能量，也能对良好的生活方式的形成起到积极作用，因而能有效预防代谢系统疾病的发生。恶性肿瘤是人类生命的一大威胁，目前医学手段具有局限性，因而对其危险因素的干预是重要的预防途径。运动作为健康生活方式的重要因素，虽不能完全预防各类肿瘤的发病过程，但可以在降低肿瘤发病风险的同时，促进身体全面健康水平的提高。[①] 另外，体育锻炼可以调节情绪、缓解心理压力，通过产生积极的身体疲劳，释放各种负面情绪，分散心理压力和精神疲劳，以良好的心理体验增强免疫系统的功能，从而预防抑郁症等心理疾病的产生。

（2）健身运动能够辅助治疗一些疾病。

现有的研究证明，运动是一些慢性疾病和精神性疾病的主要辅助治疗手段。在糖尿病的治疗实践中，已经证明血糖异常阶段，运动结合饮食控制，效果抵得上药物治疗，可以延缓甚至可以控制病情发展到糖尿病阶段。而在糖尿病阶段，运动可以帮助降低高血糖，结合饮食控制，可以减少用药量。运动可以使胰岛素调节血糖的作用更加敏感，保护心脏血管的健康。因此，运动对于糖尿病人的重要意义是药物所不能替代的。在高血压的治疗实践中，运动兼具治疗和预防的双重效果。一方面运动本身对高血压有即时的治疗作用，另一方面，长期运动可以改善血管的弹性和心脏的工作能力，有效预防高血压引起的脑卒中、心脏病等并发症。在冠心病的治疗实践中，适度的运动可以提高心脏的应变能力，保证心脏的血液供应，减少发生心绞痛和心肌梗塞的机会。临床实践证明，适量的运动是抑郁症、肿瘤、心脏病、脑卒中、骨质疏松、肌肉萎缩等多种疾病的主要辅助治疗手段。[②③]

1.2.4　健身运动是健康生活方式构建的内容

健康是人的基本权力，是幸福快乐的基础，是国家文明的标志，是社会和谐的象征。WHO对影响健康的因素进行过如下总结：健康 = 60%生活方式 + 15%遗传因素 + 10%社会因素 + 8%医疗因素 + 7%气候因素。生活方式是一种特定的行为模式，受个性特征和社会关系所制约，是在一定的社

---

① Hoeger WWK., Hoeger SA.. Lifetime Physical Fitness and Wellness：A Personalized Program (11th Ed) [M]. Graphic World Inc. 2011：3.

② 国家体育总局. 运动健身指南 [M]. 北京：人民体育出版社，2011.

③ Hoeger WWK., Hoeger SA.. Lifetime Physical Fitness and Wellness：A Personalized Program (11th Ed) [M]. Graphic World Inc. 2011：3.

会经济条件和环境等多种因素相互作用的基础上形成的，建立在文化继承、社会关系、个性特征和遗传等综合因素基础上的稳定的生活习惯方式。所谓健康生活方式是指个体、群体或社会在一定的社会条件和价值观念引导下，利用外界有利于健康和身心和谐发展的各项活动而表现出的活动形式和行为特征的综合模式，其目标是促进身心健康。① 健康的生活方式管理是新兴起的个人健康管理中最重要的一个策略。健康生活方式是需要培养的，培养的主动性在人们自己。生活方式管理的观念就是强调个体对自己的健康负责。1992 年，WHO 总结了当时世界预防医学的最新成果，提出了"维多利亚宣言"——健康四大基石：合理膳食、适量运动、戒烟限酒、心理平衡。国内外流行病学研究指出，按照这健康四大基石指导生活方式，可以使高血压发病率减少 55%，脑卒中减少 75%，糖尿病减少 50%，肿瘤减少 1/3。一句话，可以使严重危害中老年人健康的主要慢性病减少一半，并且还能延长预期寿命 10 年，而所需费用不足医疗费的 1/10。1994 年，WHO 和国际运动医学联合会召开了"健康促进与体育"的国际会议，提出"使体育成为健康生活方式的基石"，使得体育生活方式与健康的关系受到世界范围内的政府部门与学者的关注。"体育生活方式是在一定的价值观念指导下，个人或群体依据一定的客观条件，把体育作为生活的需要和内容，并有规律、自觉地参与体育活动的稳定形式及行为特征。"② 体育生活方式能调节并改善人们由于饮食、营养、体重、作息等方面长期不合理的习惯所造成的生活方面的健康效应，可消除运动不足造成的肥胖、厌食、抑郁、神经衰弱等症状，使得人们适应现代生活的节奏，缓解心理压力，促进健康水平的提高。

1.3　健身运动科学指导的内容

健身运动的科学指导，是指人们在实施健身运动实践过程中得到的来自理论与实践行为的教育过程。相关的内容主要包括认识运动过量的危害和参与健身运动所需的理论与实践知识。

1.3.1　认识运动过量的危害

随着人们健康观念的增强，越来越多的人通过健身运动来改变自己的健康状况。由于参与体育运动，机体出现疲劳现象是很自然的事，但在正常情形下，因运动引起的身体和精神疲劳经过 12～24 小时后便应该逐渐消

---

① 李世明，郜义峰，高金栋，等. 健康生活方式评价体系的理论与实证研究［J］. 上海体育学院学报，2010，34（2）：29.

② 李文川，肖焕禹. 体育生活方式的概念界定及其范畴结构［J］. 上海体育学院学报，2010，34（3）：33－37.

失。但如果在运动的过程中，运动计划安排不合理，忽略运动后的恢复，以及在疲劳的状态下继续进行大强度运动，使已经疲劳的机体难以得到有效恢复，超量补偿将无法完成，运动能力亦可能出现衰竭现象。如果仍然坚持运动下去，就会形成过度运动，即运动后疲劳连续积累所引起的一种病理现象，从而对健康造成不良影响。过度运动一般出现在下列情况下：（1）运动负荷过大，超过了机体所能承受的范围，破坏了内在的稳定，就会造成身体的过度疲劳状态。（2）长时间未参与相关运动，重新开始运动后运动量突然增加。（3）睡眠不足、工作压力大导致身体疲惫，再加上大强度的运动。（4）大病初愈，机体功能尚没完全恢复，就开始运动。此时练习者体力消耗过大，精神过分紧张，最容易出现运动过度症状。（5）疲劳出现后，没有及时地调整运动量，继续保持原有的运动。（6）情绪低落时，进行不合理的运动。

过度运动的危害主要表现为：（1）长期运动过度，会使人产生精神依赖。大运动量会使人体产生的一种"吗啡样物质"增加，这种物质大量释放到血液中，使人感到兴奋，可抑制各种不适与疼痛。时间一长便会成瘾，一旦停止运动，便会产生沮丧、抑郁、易激动、焦虑不安等不适的感觉。运动过度还能抑制生殖功能，使妇女月经不调、子宫内膜异位、男子不育。因此，对于健身运动，如长跑、游泳、登山等，要注意适量，不能盲目过大，否则对健康不利。（2）运动过度可使机体免疫功能受到损害，影响健康。人们在剧烈运动时，可产生免疫抑制蛋白，也可引起免疫细胞凋亡，使免疫细胞数量减少，淋巴球数减少，中性白血球功能减退，最终导致机体免疫力降低。在机体免疫能力降低的情况下，当遇到病菌、病毒侵袭时便容易罹患感冒、肺炎、胃肠道感染性疾病。（3）运动过度可造成运动能力下降。过大的运动量，会使各器官系统的功能都有所下降，会增加运动性贫血的发生率，这种贫血多为缺铁性贫血，原因不明。反过来，贫血可造成运动能力不足，机体的反应能力下降，平衡感降低，肌肉弹性减小。一到运动场地，就头昏恶心，同时还伴有食欲下降、失眠易醒、易怒、便秘、抑郁、焦虑、易感冒等症状，这些都有可能影响运动能力的正常发挥。（4）运动过度可使机体受伤的机会增加。运动过量，会引起中枢神经疲劳，大脑皮层功能下降，运动者会出现反应迟缓，判断失误，精力不集中，动作不协调，导致运动中跌倒、撞伤的机会增多。（5）超负荷的剧烈运动可诱发意外。未经过特殊训练的人，运动强度要适当，尽量避免突然超负荷运动。超负荷运动会使心脏循环系统不堪重负，需要的血液量和氧气量会突然增加，而供给量却相对减少，在这种血、氧供不应求的状态下，运动者的心脏会出现急性缺血，继而出现心脏骤停和脑血流中断。[①]

据英国《每日电讯报》报道，最新研究发现，过量运动的危害，可能与根本不运动一样大。科研人员分析发现，每周运动 14 小时是个上限，超过 14 小时的运动损害会越来越大。总体来说，多运动对人类的身体和精神健康都有好处，然而，如果超过了上限，锻炼就将"过犹不及"。瑞士洛桑大学的研究人员对 1 200 名年龄在 16～20 岁的男女进行了调查，记录他们 2009 年 2 月到 2010 年 1 月的运动习惯。研究人员用一个特殊的评分体系来判断青少年的健康状况。该系统由世界卫生组织（WHO）设计，能够体现受测者的体能和精神健康，满分 25 分，低于 13 分即表示健康堪忧。科研人员发现，参与测试前，这些青少年的平均得分为 17 分。他们随后被分成四组，进行四种不同的锻炼：35% 的"低运动组"每周做低于 3.5 小时的运动，41.5% 的"平均运动组"每周做 3.6～10.5 小时的运动，18.5% 的"高强度运动组"每周做 10.6～17.5 小时的运动，5% 的"超高强度组"则每周做超过 17.5 小时的运动。最后，科学家通过数据分析发现，只要每周运动时间不超过 14 小时（两倍于官方推荐的 20 岁以下青少年合理运动时间），运动越多，压力和焦虑程度就越低，信心和智力水平也会更高。然而，在受测者中每周运动过量（超过了 14 小时）的群体，运动的受益会越来越低，这表明锻炼太多只有损害。科学家分析称，这可能是因为过量运动造成身体炎症，从而影响身体和精神健康，过往的研究已经证明这种情况的确存在。结果显示，无论运动过少，或者运动过多，健康得分低于 13 分的可能性都会翻倍。而每周运动 14 小时的受测者，则是得分最高的群体。如果每周运动超过 17.5 小时，运动的所有好处都将不复存在。[②]

1.3.2　健身运动指导的内容

我国国民的健身意识在逐渐增强，现在从专业健身场所到一些公众场所，健身人群蔚为壮观，这是可喜的一面。但与此同时，健身科学知识甚至一些健身常识的普及却相对滞后，难以适应健身浪潮的需要，很多健身者属于盲目跟风，看着顺眼的就跟着练，没有考虑到自己的实际情况。这种情况下的健身，往往难以达到最佳效果，而且可能引发不必要的伤病。健身运动科学指导是熟知科学健身运动理论与方法的人群向大众传递健身运动科学理论与方法的过程。健身运动科学指导的内容主要包括理论与实

---

① American College of Sports Medicine. ACSM's Guidelines for Exercise Testing and Prescription (8Ed) [M]. Lippincott Williams & Wilkins，2009.

② 腾讯健康. 健康新知：每周运动超 14 个小时不利健康 [EB/OL]. http：//health. qq. com/a/20131122/005819. htm

践两部分。

（1）健身运动指导的理论知识。

首先是科学健身运动有益于健康的有关知识。通过对科学健身运动对健康的好处与运动不足和运动过量的危害等知识的传播普及，使得大众了解有关的科学事实，即健身运动不仅是健康生活方式的重要组成部分，是人类追求健康目标实现的有效途径，而且也是提升生活质量的重要标志，是预防疾病和延缓衰老，减少家庭经济和精神负担的有效措施。其次是关于科学健身运动的基本知识，主要有运动的分类知识、运动量的知识，以及运动效果评价的知识等。运动分类的知识是让大众了解常见运动锻炼的方式作用，认知不同运动类型健身运动效果差异，以便根据自己的情况和健身的目的选择合适的运动项目。运动量的知识是让大众了解不同运动强度、运动时间的掌控方法，特别是主观感觉的控制方法，既避免因强度过小达不到既定的运动目的和运动效果，又避免因运动量过大而导致运动损伤的出现和过度运动的问题。运动效果评价的知识是让大众科学地认知健身运动的价值，以便根据自己的情况和健身目的调整运动方式、运动强度、运动时间、运动频率等运动要素。其他的理论内容还包括运动过程的身体机能变化规律、准备活动和整理运动的作用、运动损伤的预防与治疗、运动风险评估与防范、不同疾病的康复运动知识等。

（2）健身运动指导的实践知识。

健身运动科学指导的实践知识主要是运动方法本身，是对各项运动练习技术的掌握。由于不同的运动项目具有不同的健身运动效果，因此对于大众而言需要掌握多种运动练习方法，才能达成健身运动的全面性要求。按照健康身体素质的要求，大众至少应掌握发展身体力量素质、提高人体心肺功能、改善身体柔软度、控制体重等的运动练习方法。发展力量素质，可以具体到每块主要肌肉的训练方法，也可以简化到常见的力量训练方法的具体实施。提高心肺功能，可以具体到提高心脏功能的练习方法和增强肺通气和换气功能的训练，也可简化到对常见快走、慢跑、游泳等运动的分析与指导。改善身体柔软度，可以具体到各种伸展运动的方法指导，也可简化为改善大关节柔软度的简单方法指导。控制体重，可以具体到对身体形态改变的各种运动练习方法，也可简化为各种常见运动练习指导。其他的实践知识还包括运动强度评价指标心率（脉搏）的测量方法，身体形态、机能和素质的测量与评价方法，运动损伤的救治方法，准备活动和放松运动的方法等。

1.3.3　我国在健身运动科学指导上的问题

（1）针对我国国民的健身运动理论尚未建立。

目前我国关于健身运动科学指导的理论大多来自国外的健身科学理论，相比于国外的研究，我国在以国民为研究对象的健身运动科学理论方面尚不完善。2011年，国家体育总局以《第三次全国群众体育现状调查报告》《国民体质监测研究报告》《中国国民运动健身科学指导系统研究与建立》等国家科技支撑项目的研究成果为依据，组织长期从事运动健身科学指导研究领域的专家编写了《运动健身指导》（人民体育出版社，2011年），这是针对我国国民情况撰写的健身运动科学指导理论书籍，其科普类书籍的特点，以及读者对象的多重性和篇幅的限制等，都决定了其不能成为系统阐述符合我国国民特点和健身运动现状的科学理论书籍。目前，其他编者也从自身对科学健身运动的认知以及我国国民健身运动的状况等角度，借鉴国外的科学健身理论与实践成果，编写了一些健身运动指导类书籍，但均不同程度地缺乏针对我国国民的研究数据，因而也未能有效地构建针对我国国民的健身运动理论。因此，在我国有必要以体育总局、教育部等政府部门为主导，建立有针对性的健身运动研究中心，围绕我国国民的体质现状、体育锻炼现状，开展相关的运动科学理论研究，尽快建立适合我国国民的健身运动理论。

（2）健身运动科学指导理论的传播障碍。

人类进入了知识经济时代，各种知识正在以几何量级的速度增长，健身运动的理论与方法事实上仅为一些专业人员掌握。但多数情况下，健身运动知识的传播活动为非专业人士所为，且其信息量相当广泛，由于大众缺乏必要的关于人体结构和功能的知识基础，因而很难甄别知识的真伪和将获取的知识与自身的健身运动相结合，使得知识获取向行为转化的实践受阻。尤其是新媒体的出现，各种健身运动理论与方法信息到处可见于各类健康信息网站和微信朋友圈等新媒介，从这些媒体传播的信息看，主要存在以下几个问题：一是传播的信息整合不够，基本处于碎片化的信息状态，另外存在大量的错误信息，这不仅不能发挥丰富大众健身运动知识的积极作用，而且对完整构建大众健身运动的认知可能产生消极的影响。二是有些信息虽然完整、正确，但是往往很难阐明信息受众的特定性，同时也缺少与受众的互动，因而影响了传播的效果。因此，在构建适合我国国民健身运动理论的基础上，探索健身运动知识内容及其传播活动的有效性，必将有利于大众获得正确、适用的运动科学知识，提高健身运动的意识、能力和水平。

（3）健身运动科学指导的实施途径尚待优化。

在我国，国民健身运动实施指导的最大力量是健身小团体的发起者。黄亚玲等研究认为，我国健身活动组织"自下而上"发展趋势明显，植根于大众的健身小团体具有很强的活力，体育项目的丰富性和组织活动的多样性，赋予了体育健身小群体更加灵活和注重人文关怀的特性，已逐步成为提供多元化体育供给的一支重要力量。① 其次是 150 余万社会体育指导员，但"社会体育指导员大多自学成才，没有得到系统的培训和技能学习，水平参差不齐，离指导群众进行科学健身的需求还有很大差距；群众健身场所不足，使指导员缺乏施展才能的空间，缺少开展服务的平台；体育社会组织发展迟缓，无法有效组织指导员开展服务；指导员上岗服务缺少扶持，表彰奖励的机制正在调整，导致指导员工作积极性不高等这些基础性工作的缺失，造成了指导员上岗率普遍不高，指导员的作用没有得到完全发挥"②。健身运动实施指导的第三支队伍是各类健身机构的私人教练，私人教练适合不同健康水平、年龄段和经济收入的人群，通过提供个性化的健身计划和关注，服务于健身会员（顾客），容易被服务对象接受，因而私人教练的人数近年来呈几何倍数增长。但尽管如此，由于私人教练服务的对象一般为高收入人群，其普遍性仍然不足，加上我国的认证机制的不完善，制约了这一人群数量的发展。因此，实现从社会体育指导员到职业型健身指导人员的角色转换是我国优化健身运动科学指导途径的重要措施。③

2 健身运动知识的构建与传播研究

2.1 健身运动理论知识的构建

拉斯韦尔的"5W"模式解释了知识传播的基本过程，知识传播的前提是可供传播的知识信息。自古希腊被称为"运动学之父"的亚里士多德开始关注人体运动至今，健身运动已有 2 000 多年的历史。作为人类对客观世界认知的人体运动与健康关系的知识，伴随着科学技术的进步和人类认识水平的提高逐步形成了知识体系，这些构成体系的知识已广泛见诸当今的教科书中，成为"人体运动"和"医疗健康"相关专业学生学习的内容。然而，要将这些知识转化为可供对大众传播的知识产品（成品），就需要那

① 黄亚玲，郭静. 基层体育社会组织——自发性健身活动站点的发展［J］. 北京体育大学学报，2014，37（9）：10－17.

② 中国社会体育指导员协会. 社体指导员助力构建全民健身公共服务体系［EB/OL］. http：//www. cassi. org. cn/article/csa/detail_ news/1363/

③ 史曙生，马小燕. 对社会体育指导员与私人教练职场竞争的思考［J］. 北京体育大学学报，2009，32（5）：124－126.

些履行知识传播职责的传播者（专业人士）对这些知识进行选择性获取，经过释码和编码过程，即知识的选择和再组织（构建），才能满足受传者（大众）的接受要求，同时适合传播媒介的传播。因此，知识的构建（传播者说什么）在知识传播过程中起着承上启下的作用。健身运动知识的构建是对人类认知的人体运动与健康科学知识库中与健身运动有关的理论与方法的选择与再组织过程，这一过程需要传播者在对受传者的特点和需求、知识传播的途径和环境等因素进行分析的基础上实现。由国内外关于健身运动科学基础知识文献[①-③]和目前有关成年人（含老年人）健康、健身运动知识的现状的调研[④-⑧]，以及可供传播的途径等分析，课题组研究认为大众健身运动知识的构建一般应包括三个方面，即健身运动基础知识、健身运动的理论和方法知识，以及慢性疾病预防与康复运动知识。

2.1.1 健身运动基础知识的构建

大众健身运动基础知识的构建是实现健身运动理论和方法、慢性疾病预防与康复运动知识传播的重要条件，其基本内容涉及人体运动结构和功能基础，以及健康相关的知识，包括心血管系统结构与功能及运动增强心血管系统功能的原理，呼吸系统结构与功能及运动增强呼吸系统功能的原理，运动系统结构与功能及运动增强运动系统功能的原理，运动增强神经系统功能的原理，运动增强消化系统功能的原理，运动增进心理健康的原理，以及运动与健康的关系等7个方面。健身运动基础知识构建的要点是专业性与通俗性的结合，即在尊重知识科学性的前提下同时考虑大众的可接受性。例如心血管系统结构与功能及运动增强心血管系统功能的原理，对于大众而言，需要知道心脏工作的基本方式和血管的类型及作用、血液循环的氧气和营养物质运输作用、运动与心脏的收缩能力、运动对血管弹性的影响及其与血压的关系、微循环与运动的关系等。只有了解和认知这些

---

① 陆阿明，朱小龙. 科学健身运动指南 [M]. 苏州：苏州大学出版社，2008.

② 马振国. 科学运动健身 [M]. 大连：大连出版社，2006.

③ 王竹影. 健身运动处方 [M]. 南京：南京师范大学出版社，2003.

④ 王玉昕，刘浪奇，许慧玲. 广州市老年人的体育活动现状及对健身、健康知识需求的调查 [J]. 广州体育学院学报，2003，23（5）：48-49.

⑤ 杨晓辉，赵冬，曾哲淳，等. 北京市居民健康相关知识、理念与行为分析 [J]. 中国公共卫生，2007，23（5）：513-515.

⑥ 张云兰，王润华，罗万云，等. 重庆市居民健康知识现状及影响因素分析 [J]. 重庆医学，2010，39（22）：3101-3103.

⑦ 江洁，杨金侠，韩萍萍，等. 我国农村居民健康素养现状及展望 [J]. 中国卫生事业管理，2011，（05）：394-396.

⑧ 肖瓅，马昱，李英华，等. 中国城乡居民健康素养状况及影响因素研究 [J]. 中国健康教育，2009，25（5）：323-326.

基本知识，才能进一步认识健身运动的基本原理，也才能有效地构建健身运动的理论与方法。

2.1.2 健身运动理论与方法知识的构建

目前，大众健身运动中普遍存在的问题是：运动目的与选择的运动项目不一致，运动强度和量的控制与运动目标和自身的特点不相符，对运动可能造成的一些不良影响和损伤不了解。因此，健身运动理论与方法的知识构建主要包括 5 个方面：（1）健身运动的类型及主要的锻炼价值。包括有氧运动与无氧运动的类型、划分标准及其对人体各系统结构功能的影响；力量性运动的实施及其对人体的影响；伸展运动的形式及其对人体的影响等。（2）健身运动具体方法实施的要点和实施途径，以及健身运动练习选择的方法。（3）健身运动的控制理论与方法，包括运动强度、时间、频率等。（4）各种环境下的健身运动注意事项。（5）运动损伤的防治和运动效果评价的理论与方法，包括基本的营养知识、常见损伤防治的基本方法和运动效果的初步评价方法等。其中，运动的选择、运动过程中的强度控制和运动效果的评价是关键。这些理论与方法的构建，是确保进行科学健身运动的重要条件。

2.1.3 慢性疾病预防与康复运动知识的构建

根据原卫生部《2012 年中国卫生统计提要》和相关的统计数据显示，在我国已有 2.6 亿人被确诊为慢性病患者，约占总人口的 19%，其中由于缺乏运动导致的慢性的生活方式疾病（慢性病）中高血压、糖尿病和脑血管病排在前五位，肥胖和原发性骨质疏松症现象也很普遍[①]，严重危害居民的身心健康。因此，慢性疾病预防和康复运动知识构建主要包括高血压病、糖尿病、肥胖、冠心病患者等适宜的健身运动方法和运动卫生要求，以及原发性骨质疏松症、慢性腰腿痛等慢性疾病患者适宜的健身运动方法和运动卫生要求等。这些知识通常针对特定人群来构建，如高血压病人的健身运动，需要让高血压患者认知和了解高血压对健康的危害、高血压的形成、运动在预防和治疗高血压中的作用，在此基础上了解运动项目的选择、运动中的强度控制，以及运动的注意事项等，这样才能有效地构建高血压患者健身运动的知识体系。

由此可见，健身运动知识构建的三个方面之间是相辅相成的，健身运动的基础知识和理论与方法知识构成了健身运动知识的主体，同时这两类知识间也是互相渗透和交叉的。基础知识是来自于健身运动过程中人体产

---

① 中华人民共和国卫生部. 2012 年中国卫生统计提要 [EB/OL]. http：// www. chinacdc. cn/ tjsj/ gjwstjsj/201206/t20120608_ 63463. htm, 2012－06－06.

生的反应和适应规律，而理论与方法知识则是基础知识有目的地被用来改造人体形态结构、生理机能及其生物化学改变的刺激手段，这两类知识是健身运动指导者和运动者本身应该掌握的知识。

2.2　健身运动知识的传播

近年来在健身运动领域被学者广泛认同的"健康信念模式"（Health Belief Model，HBM）、"跨理论模型"（Transtheoretical Model，TTM），以及"自我效能理论""计划行为理论""群体动力论""行为回退预防理论"等均表明获得正确的健身运动知识对其运动行为的改变具有十分重要的作用。[①] 另外，由于信息传播媒体的快速发展，对于公众来说，真正的困惑不是健身运动信息的匮乏，而是如何辨别这些信息的真伪。因此，健身运动知识传播的任务不仅仅是传播健身运动知识本身，还包括提升健身运动的素养（辨别能力）、培养健身运动的观念（运动有益于健康）、促进健身运动行动的形成（自觉参加健身运动）。

2.2.1　健身运动知识传播者分析

健身运动知识构建后的关键环节则是知识的传播者，知识传播者必须具备较为全面的健身运动知识体系。然而，由于健身运动知识体系中既包含了一般的科学知识基础，也包含了运动练习执行的实践能力，全面掌握这些知识对大多数人来说有一定的难度，因此，健身运动知识传播者需要体现一定的层次性，在健身运动知识的传播中承担不同的角色和作用，这样才能更加有效地实施健身运动知识的传播活动。

第一层次的健身运动知识传播者应是兼具运动科学基础知识和运动练习实践指导能力的专家。这一人群需要对健身运动知识体系的三方面内容能融合地掌握，并能将相关的科学知识在健身运动领域中做开拓性的应用。这一层次的传播者须是接受过系统运动科学知识教育、具有一定数量的运动经历、能指导他人健身运动实践的人群。这样的传播者一般为体育院校、体育与卫生系统相关的专家，人群数量有限，处在健身运动知识传播的第一层次。一般来说，系统的健身运动知识由他们构建，通过出版物、网络、讲座等形式实施知识的传播，是大众获取健身运动知识的源头。

第二层次的健身运动知识传播者是那些或具备健身运动练习知识，或具备健身运动科学知识，对其他知识有所了解的人群，这一人群有广泛的数量，也是健身运动知识传播的主要人群。这类人群主要包括三类：一是体育类专业人员，包括体育教师、教练员和社会体育指导员等；二是健身娱乐业专业人员，包括健身教练、休闲运动教练等；三是健康医学和卫生

---

① 李红娟. 体力活动与健康促进［M］. 北京：北京体育大学出版社，2012：62.

业专业人员，包括对运动科学有一定知晓度的医生、护士和社区卫生人员。第二层次的传播者在健身运动知识的传播中起着承上启下的作用，因此知识获取的正确性是对这一层次的传播者的基本要求；这种正确知识的传授可通过学历教育、各类培训、健身运动的研讨会等形式由第一层次的专家实施。这一层次的健身运动知识的传播可以不系统，但是必须正确与准确。这一层次的传播者的专业化程度很大程度上决定了健身运动知识传播的效果和大众健身运动的科学化水平。

2.2.2　健身运动知识传播途径分析

（1）健身运动知识的人际传播。

由于健身运动知识带有很强的实践操作性，因而人际传播在健身运动知识的传播中起着关键作用。这一过程主要是第一、第二层次的传播者向受传者的知识传播，其表现形式可以是"单人传播""群体传播""组织传播"。

"单人传播"主要表现在各健身俱乐部、健康管理中心和康复机构的私教、体育指导员、运动康复师与健身运动者和受传者之间的传播。传播者具有某一方面专门的运动知识和技能，受传者则具有较为明确的健身运动和康复目的。由于传播结合了受传者的需求，因此这种传播途径知识的传播效率较高。传播的效果是决定这种传播能否持续的重要因素，同时由于是单人间的传播，受传者获取知识的成本较高。

"群体传播"主要表现在各类健身俱乐部的运动技能学习中教练与学员们之间的传播，同"单人传播"一样，传播者往往具有特定的专门知识技能，但不同的是受传者的目的不一定很明确。由于传播与受传者知识需求的吻合度不高，因此知识的传播途径效率相对较差。但是这种传播中受传者获取知识的成本大大降低，因而这种传播途径也是大众全面获取健身运动知识和技能的重要途径。

"组织传播"主要表现在各类机构或单位组织的第一层次的健身运动专家与第二层次的传播者和一般大众之间的传播。由于这种传播的传播者一般是第一层次的专家，因而具有较为全面的健身运动知识和技能，其知识传播的科学性和通俗性较好。虽然这种传播形式受传者几乎不需要花费成本，但是由于受传者接受知识目的的差异较大，且具有的基础差异也较大，因而知识传播的效率较低。

（2）健身运动知识的媒介传播。

知识传播途径的选择是知识传播者向受传者传播知识的媒介选择，由于各种媒介在传播信息上存在一定的差异，因而其构成的知识传播环境有较大差异，对知识的传播目的产生不同的影响①。

传统媒体的传播。广播电视传媒已成为人们生活中不可缺少的一部分，承担着传播知识与文化的重要任务②。利用影视传媒手段实施健康教育、健身运动指导，已经证明能取得明显成效。但其线性传播和稍纵即逝的特点严重制约了广播电视对内容的充分表现③。因此，在健身运动知识传播中，广播电视承担的角色主要是结合新闻事件、新闻人物，以及公益广告等宣传健身运动对人体健康的益处，提高大众对健身运动的兴趣。利用广播电视进行健身运动知识的传播不一定需要系统性，但由于其受众广泛，且没有对象的明确特征，因此知识的科学性必须得到保证，这需要第一层次的传播者加以把握或由第一层次的传播者直接传播。传统媒体的另外一种重要形式是报刊，报刊由于配送地域明确，以定期订阅者为主要对象，因而是最有计划性的稳定的媒体④。报刊具有便于收藏、可反复阅读的特点，因而在健身运动知识的传播中承担的角色主要是进行健身运动科学基础知识和健身运动练习理论知识的传播，其目的是全面、正确、系统地向大众传播科学健身运动理论知识，显然报刊传播的知识仍需要由第一层次的专家完成。传统媒体的第三种展示形式是户外宣传媒体，如海报、阅读栏等，其在运动健身知识传播中承担的角色则主要是发布一些健身运动的公益广告，或者一些常识性知识的宣传。

新媒体的传播。以数字技术为代表的新媒体不仅给知识传播带来了积极意义，而且可以有效地反馈知识传播的效果⑤。特别是互联网打破了传统媒体信息传播形式的局限，既可以实现面对面传播，又可以实现点对点传播。网络传播的交互性使得受传者可以直接迅速地反馈信息或发表意见。同时，受传者对知识信息有很大的自由选择度。因此，在健身运动知识的传播中，网络媒体承担的角色主要是健身运动知识在传播者和受传者之间的直接传递，网络由于可以永久地以视频、图片等形式展示知识内容，因此可以实现健身运动练习知识的传播，也能快捷地解决健身运动者在知识

---

① 王悦. 北京市普通公众对健康知识和健康传播途径需求调查 [J]. 中国健康教育，2009，25（2）：150－151.

② 王悦. 电视传媒在健康知识传播中的作用 [J]. 中国健康教育，2007，23（11）：878－879.

③ 吴颜芳. 从传播观念变化看广播电视传播方式的变革 [J]. 中国传媒科技，2000，（11）：4－5.

④ 蔡照明. 制作信息"汉堡包"——浅谈报纸信息传播的有效方式 [J]. 当代传播，2001，（6）：91－92.

⑤ 蒋宏. 新媒体传播技术发展趋势研究 [J]. 上海交通大学学报（哲学社会科学版），2008，16（6）：31－38.

学习中和运动练习中产生的各种问题。这一知识的传播可以由第一、第二层次的知识传播者来实现。在新媒体的传播中，不容忽视的是手机的信息传播。从传播学的角度看，手机短信、微信等交流手段更加方便，交流速度更加快捷，实际上也带来了交流频率的增加和交流内容的扩大。但是由于手机传递信息的数量有限，因此，手机传播在健身运动知识传播中可以承担的角色主要是对一些健身运动的常识、健身运动的促进提示等方面起到衔接的作用。这一知识的传播可以由营运商在第一层次专家团队的指导下实现。

2.2.3 健身运动知识传播的受传者分析

健身运动知识的传播目的是让受传者获得科学的健身知识和手段，从而服务于受传者对健身运动的需求，因而健身运动知识传播与健康信息传播一样，通过受传者的心理选择需要遵循一定的原则①。（1）科学性原则。运动是一种附加于人体的刺激形式，对人体各器官系统的影响也有好坏之分，只有传播科学的健身运动知识，才能给受传者有益的影响，帮助其避免运动损伤风险，提高生活质量；同时为传播者建立专业权威、值得信赖的良好形象，使之拥有忠实且不断扩大的受众群，从而可以持续获得可观的传播效果。（2）实用性原则。只有实用性的健身运动知识，才具有较强的现实指导意义，才能被广泛地关注和接受。（3）通俗性原则。健身运动的基础知识、理论与方法知识大多具有较强的专业性，这样的信息直接播给受众，则难免传而不通，因此需要第一层次的传播者很好地编码，将其通俗化、易于理解记忆，才能被受传者接受。（4）可行性原则。健身运动知识、技能传播时，应考虑受传者的自身和环境条件，才能为受传者所运用，不切实际、难以实施的知识和技能不会被受传者采纳。

受传者处于传播过程的终端，是传播内容的归宿，同时又是传播效果的体现者，是构成传播过程不可缺少的一个因素，直接关系到健身运动知识的传播能否完成。所谓的"受传者意识"是指传播者在传播知识时须有的基本意识，即受众是客观存在的，受众的需要具有多样性和无限多变性的认识。只有认识到受传者须具有接受传播者信息的条件，包括其确实具有健身运动内在需求，确实具有一定的健身运动知识解码能力，确实具有和传播者基本一致的健身运动价值观念，才能保证健身运动知识的传播。

---

① 蒋丽娟，王文艺，党姣. 从受传者的心理选择论健康传播致效的原则和策略 [J]. 健康教育与健康促进，2009，4（2）：54−56.

如果受传者缺乏接受信息的基本条件，则传播达不到预期的效果①。

综上所述，健身运动知识传播在途径上要有针对性，知识的科学性、正确性要由第一层次的传播者确定。要使健身运动知识在大众间广泛、正确地传播，需要政府相关部门、媒介和知识传播者三方面的协调和共同努力。

2.2.4　健身运动知识传播的效果

一般而言，知识传播的效果可以分为三个层次：作用于人们外部的感知系统的，引起人们知识数量和结构的变化，被称为认知层面的效果；作用于人的心理、态度等，引起人们内心的变化以及或接受或拒绝的改变，被称为态度层面的效果；最后，引起人们行为方面的变化的，被称作是行为层面的效果。传播效果是一切传播活动的根本，不管有意还是无意，一切传播活动都是为了特定的目的，也就是说为了特定的传播效果。不为效果而开展传播，就如同不为盈利而经营企业，不为胜利而拼死战斗，不为人才而教书育人似的不可思议。健身运动知识传播的效果一般要通过对受传者健身运动"知—信—行"变化的评估和体质健康水平改善的评价做出客观的评价。

2.3　健身运动知识构建及传播的研究展望

随着人民群众物质文化水平的提高，满足人民群众对于健康生活的需要已经成为政府的重要职能。首先，提供给人民群众健身运动的科学知识，更好地指导人民群众科学健身是运动科学研究者义不容辞的职责。目前我国在大众健身方面的研究尚处于粗放阶段，缺少经典性的指导大众健身运动的科普读物，也缺少权威性的网站供健身运动科学知识的构建和传播，特别是针对不同受传者需求的健身运动知识体系几乎没有形成。因此，针对我国国民特点的健身运动科学研究须加快推进，这是构建适合我国国情的健身运动知识的基础。其次，致力于健身运动理论与方法研究的第一层次的传播者人数的缺乏，以及第二层次传播者整体素养不高的问题较为严重，需要在将全民健身上升为国家战略的层面上加强人才队伍的培养，以尽快培养一批能满足群众健身运动需求的健身运动知识传播学者。第三，在健身运动媒体传播方面，对新媒体传播知识作用的研究，以及受传者需求方面的研究尚没有得到应有的重视。因此，建立以政府为主导，运动科学专家和相关媒体积极参与，符合我国国情和民众特点的健身运动指导的知识体系和组织网络，既是国家和民众的需要，也是运动科学研究者的重

---

① 陈先元. 关于传播功能的若干思考 [J]. 上海交通大学学报（社会科学版），1999，7（4）：91-96.

要研究方向。

3 依据国民体质人口学特征的健身运动指导

3.1 国民体质的年龄、性别特点与健身运动指导

人体从出生到死亡要经历各器官、系统生长发育和衰老的过程，其生理功能和运动能力均随着年龄的变化而变化。对于不同年龄人群的健身运动，世界卫生组织 2011 年 2 月 4 日颁布了有针对性的体力活动的建议——《关于身体活动有益健康的全球建议》①，尽管这一建议目前为运动科学领域的学者广泛接受，但是在成年人这一长达 40 年的阶段，人体的生理功能和运动能力经历上升、维持和下降三个阶段，更为细致的建议应该考虑到这一变化过程。同样，在人体的生理机能和运动能力上，以及社会分工和个性心理特征等方面，两性之间存在许多差别。进入青春期后，女性除了存在月经周期的生理现象外，在有氧能力、无氧能力、肌肉力量方面显著低于男性，而在柔韧性方面则优于男性。现有的健身运动指导建议中，主要在运动项目的选择上考虑到性别的差异，在涉及运动强度、时间以及频率等方面对女性与男性的差异尚未有更明确的说法。因此，在健身运动指导方面，应该在不同性别、不同年龄人群的体质特征方面进行更为细致的观察与分析，充分考虑人体生理机能和运动能力的上升期（一般在 35 岁以前）、维持期（一般在 35～50 岁之间），以及下降期（一般在 50 岁以后），同时考虑女性生理机能和运动能力与男性的差异，在健身运动项目、运动强度、运动时间等方面提出指导性建议。无论男女，在上升期应当主张循序渐进地参加各种健身运动，以提升各项生理机能和基本的运动能力；在维持期应当主张持续地参与一些熟练的健身运动，以保持各项生理机能和基本的运动能力；在下降期应当主张积极参与力量、耐力和柔韧等健身运动，以减缓各项生理机能和基本的运动能力的衰退速度。参照《关于身体活动有益健康的全球建议》和相关的研究成果②③，以及我国三次国民体质监测的结果与分析，本研究提出以下针对年龄、性别特点的健身运动指导建议：

（1）幼儿的健身运动指导。在幼儿的健身指导方面，没有性别差异，

---

① 世界卫生组织. 关于身体活动有益健康的全球建议［EB/OL］. http：//www. who. int/diet-physicalactivity/factsheet_ recommendations/zh/.

② 江崇民，张彦峰，蔡睿，等. 2007 年中国城乡居民参加体育锻炼现状分析［J］. 体育科学，2009，29（3）：9-19.

③ 刘青健. 中国城乡居民参加体育锻炼状况分析［J］. 北京体育大学学报，2010，33（3）：26-29.

主要关注于幼儿基本运动动作的发展，包括走、跑、跳、投、滑行、平衡等基本运动技能能力的发展，对于运动技能发展滞后的幼儿应及时纠正。

（2）小学生的健身运动指导。在小学生健身指导方面，性别的差异不明显，该年龄段学生以接受学校体育教育为主，应关注对运动健身概念的了解和初步运动专项技能的掌握，注重身体全面发展的指导，培养运动的爱好和兴趣。对于运动技能掌握缓慢、身体素质发展迟缓的学生应该予以强化指导。

（3）初中生的健身指导。对于初中生的健身指导，以接受学校体育教育和课外体育活动为主，应继续关注于健身运动概念的理解和运动专项技能的掌握。此时要考虑到性别差异，男生应更多地关注体能类、集体类运动项目技能的发展和身体素质的全面发展，女生应更多地关注技巧类、个体性运动项目技能的发展和运动兴趣的培养。

（4）高中生和大学生的健身指导。对于高中以上学生的健身指导，除继续接受学校体育教育外，更应关注课外体育活动和 2 项以上运动专项技能的掌握，以及控制体重的基本理论与方法。此时除了男女生爱好的运动项目本身的性别差异外，其他可以不过多考虑性别差异。加强健身运动价值的认知与科学运动知识在运动实践中的应用，通过自觉的体育锻炼提升自身的体质健康水平，养成终身体育锻炼的习惯。

（5）小于 35 岁成人的健身指导。对于 35 岁以前成年人的健身指导，应关注于健身运动习惯的继续保持，再次认知全面身体机能、素质发展的意义，以及控制体重的重要性，并了解正确运用健身运动达到上述目的的途径与方法。此年龄段运动健身指导要注意性别差异，女性应关注婚姻变化和生育，以及家务活动等可能导致的运动健身运动习惯中断，男性则应关注婚姻改变、工作负担等引起的健身运动习惯不能保持。建议每周至少保持 3 次以上中等强度有氧运动，每次不少于 30 分钟，或每周至少 75 分钟较大强度有氧运动，或中等和较高强度两种与运动的组合。另外，每周至少有 2 次提升或保持力量和柔韧性等的运动练习，每次不少于 30 分钟。

（6）35 岁至 50 岁成人的健身运动指导。此年龄段成人的健身指导，应关注健身运动习惯的继续保持，再次认知健身是对未来老年生活的投资，是老年生活质量的重要保证，控制体重与预防慢性疾病有密切关系，并继续用熟练的健身运动以保持各项生理机能和基本的运动能力。此年龄段运动健身指导的性别差异应关注女性由于家务活动、男性由于应酬等引起的健身运动中断。建议每周至少保持 3 次以上中等强度有氧运动，每次不少于30 分钟，另外每周至少有 2 次提升或保持力量和柔韧性等的运动练习，每次不少于 30 分钟。

（7）50 岁以上成人与老年人的健身运动指导。此年龄段成人与老年人的健身指导，应继续关注健身运动习惯的继续保持，再次认知通过健身运动提升生活质量的重要性，以及控制体重与预防与治疗慢性疾病的密切关系。性别差异应关注女性更年期运动能力下降、心理变化等造成的运动障碍。建议每周至少保持 3 次以上中等强度有氧运动，每次不少于 30 分钟，另外每周有 1～2 次提升或保持力量和柔韧性等的运动练习，每次 15～30 分钟。

3.2　国民体质的地域特点与健身运动指导

对于地域差异，在健身运动指导方面，主要关注的人口地域结构变量是城乡。总体而言，对于城市居民，健身运动作为健康的投资形式，在观念上已基本被接受，在闲暇时间上和健身运动场地等方面也有足够的空间，主要应当主张的是将城市居民的健身运动有益健康的认知转化为参与健身运动的行为，并且在指导下开展科学健身运动。对于农民来说，健身运动的意识还未完全建立，且缺乏健身运动的场地和科学健身的相关指导，因而除了政府加强全民健身公共服务体系的建设，满足农民对健身运动需要的基本条件外，主要应当主张让农村居民认知健身运动的益处、健身运动的基本理论和方法，引导其自觉参与健身运动。在幼儿、学生人群中，城乡的体质地域差异虽然存在，但相对于成人与老人而言所受的影响因素较小。依据有关城乡居民体育锻炼差异的结果及三次国民体质监测的结果与分析[1]-[3]，本研究提出以下针对城乡成人特点的健身运动指导建议：

（1）城镇居民健身运动指导。城镇居民的健身指导主要应关注健身行为指导方面，以及对不能经常运动人群的引导上。在认知上，可以加强对改变工作出行习惯，以及如何利用工作、生活周围空闲场地和体育设施开展健身运动等方面的宣传。同时应强化单位、社区在居民健身运动指导中的作用，通过正确的知识教育、体育类活动的组织等促进城镇居民的科学健身活动。城镇居民年龄、性别差异在健身指导上的差异化可参照年龄、性别特点与健身运动指导的建议。

（2）农村居民健身运动指导。农村居民的健身指导主要关注的是对健身运动价值认知方面的教育与宣传，提高全面身体锻炼有别于体力劳动的

① 江崇民，张彦峰，蔡睿，等.2007 年中国城乡居民参加体育锻炼现状分析 [J]. 体育科学，2009，29（3）：9－19.

② 刘青健. 中国城乡居民参加体育锻炼状况分析 [J]. 北京体育大学学报，2010，33（3）：26－29.

③ 彭大松. 体育锻炼中的社会分层：现象、机制与思考 [J]. 体育科学，2012，32（5）：24－33.

认识，强化体育锻炼与健康的关系。在健身运动实践指导方面，主要是因地制宜地利用周围的场地、设施开展健身运动，并形成习惯。农村居民的年龄、性别差异在健身指导上的差异化方面，特别需要关注35岁以上农村女性居民的运动健身理念的提升和健身运动习惯的养成。

3.3　国民体质的社会经济特点与健身运动指导

对于社会经济特征上的差异，在健身运动指导方面，主要关注的人口社会经济特征变量是职业。因为，不同的职业不仅决定了个体的社会经济地位，也在很大程度上决定了个体所采取的生活方式、饮食结构及健身运动的形式和方法。加强对不同职业人群生活方式、健身运动行为及其影响因素的研究，对成年人的健身运动指导具有非常重要的意义。对于专业技术人员、管理人员等，主要主张的是缺少运动的危害和科学健身方法的指导；而对于工人和农民等，主要主张的是科学健身的知识和方法的认知。依据群众体育现状的调研数据[1]-[2]，以及国民体质监测报告三类职业人群的结果与分析，本研究将国民体质测试中的8类职业人群合并成专业技术人员、机关公务人员、商业服务人员、农林牧渔水利人员、生产与运输工人、自由职业人员6类，提出以下针对职业人群特点的健身运动指导建议：

（1）专业技术人员的健身运动指导。专业技术人员的健身运动指导主要关注健身意识向健身行为转化的途径，在具体的指导上主要是利用工作环境、公共体育设施进行有规律的开展健身运动，养成良好的、利用碎片时间锻炼的习惯。女性专业技术人员尤其需要指导她们养成以简单运动方法，如快走、慢跑、瑜伽等养成终身锻炼的习惯，男性则主要关注35岁以上人群运动习惯的保持。

（2）机关公务人员的健身运动指导。机关公务人员的健身运动指导同样主要关注健身意识向健身行为转化的途径，在具体指导上主要是利用休闲时间，利用家庭简易设施、附近公共体育设施形成能够较全面发展身体各项机能和素质的习惯性健身运动练习。35岁以上的机关公务人员需要加强对体重控制的认知教育和方法指导，其中管理人员需要加强利用碎片时间进行锻炼的方法指导，并形成习惯。

（3）商业服务人员的健身运动指导。商业服务人员的健身运动指导主

---

① 王崇喜，袁凤生，姚树基. 我国不同职业人群的体育现状研究［J］. 中国体育科技，2001，37（9）：3-9.

② 陆建平，李宁. 我国居民参与体育锻炼的特征研究［J］. 体育文化导刊，2012，（1）：36-39.

③ 江崇民，张彦峰，蔡睿，等. 2007年中国城乡居民参加体育锻炼现状分析［J］. 体育科学，2009，29（3）：9-19.

要关注健身意识的培养，以及根据自身工作规律利用家庭、附近公共体育设施开展基本的身体机能和素质的锻炼方法，在健身运动的科学化指导上应予以加强。

（4）农林牧渔水利人员的健身运动指导。农林牧渔水利人员的健身运动指导主要关注的是对健身运动价值认知方面的教育与宣传，强化认识体育锻炼与健康的关系。在健身运动实践指导方面，主要是因地制宜地利用周围的场地、设施开展健身运动，并形成习惯。

（5）生产运输工人的健身运动指导。生产运输工人的健身运动指导同样主要关注的是对健身运动价值认知方面的教育与宣传，强化认识体育锻炼与健康的关系。在健身运动实践指导方面，主要是合理利用周围公共体育设施开展健身运动，并形成习惯。

（6）自由职业人员的健身运动指导。自由职业人员的健身运动指导主要关注对健身运动价值认知方面的教育与宣传，强化体育锻炼与健康的关系。在实践指导方面主要是培养运动的兴趣，帮助确定合适的运动项目，养成自觉锻炼的习惯，并明确全面身体机能和素质发展的重要性和达到这一目的的具体方法。

4　本章小结

健身运动是有组织、有目的的体力活动形式，以愉悦心理、强身健体、改善运动能力与提高健康水平为目的，是人类积极生活方式的重要方面。运动不足与过量均不能达到健身的目的，因而健身运动需要科学指导。

我国在健身运动科学指导方面存在的问题包括：健身运动理论尚未建立，健身运动科学理论的传播存在障碍，以及健身运动科学指导的实施途径尚待优化。健身运动理论需要具有运动科学知识和实践指导能力的专家来构建，主要有健身运动的基础知识、方法知识和慢性病的预防和康复知识。

健身运动知识的传播需要传播者、受传者的共同参与，合理的传播途径也起着重要作用。知识的广泛和正确传播需要政府相关部门、媒介拥有者和第一、第二层次的传播者共同努力。健身运动知识传播的效果一般要通过对受传者健身运动"知—信—行"变化的评估和体质健康水平改善的评价做出。

依据群众体育调研结果与国民体质监测的人口学特征的健身运动指导包括不同年龄与性别特点的健身运动指导理论，结合城乡成年人特点的健身运动指导理论，以及针对不同职业人群特点的健身运动指导建议等。

参考文献

1. 蔡睿. 国民体质监测研究内容的结构体系［J］. 体育科学，2004，24（3）：37 – 39.

2. 蔡维超. 我国国民体质检测指标体系的变化研究［J］. 安徽体育科技，2009，30（1）：45 – 47.

3. 蔡文丽，张慧. 大学生体质监测与发展研究［J］. 河南教育学院学报（自然科学版），2013，22（3）：74 – 77.

4. 蔡照明. 制作信息"汉堡包"——浅谈报纸信息传播的有效方式［J］. 当代传播，2001，（6）：91 – 92.

5. 陈春明，赵文华，杨正雄，等. 中国慢性病控制中膳食关键因素的研究［J］. 中华流行病学杂志，2006，27（9）：739 – 743.

6. 陈文聪. 健身运动对健康老年人动脉血管弹性的影响［J］. 中国老年学杂志，2015，35（7）：1794 – 1797.

7. 陈文鹤. 体质测试指标的遴选及其意义［J］. 体育科研，2008，29（1）：9 – 11.

8. 陈先元. 关于传播功能的若干思考［J］. 上海交通大学学报（社会科学版），1999，7（4）：91 – 96.

9. 陈宗胜，周云波. 文化程度等人口特征对城镇居民收入及收入差别的影响——三论经济发展对收入分配的影响［J］. 南开经济研究，2001，（4）：38 – 42.

10. 池建. 国民体质健康研究的思考［J］. 北京体育大学学报，2009，32（12）：1 – 4.

11. 杜国如，曹社华. 对我国不同人群体育健身运动分类指导的探讨［J］. 四川体育科学，2002，（2）：39 – 41.

12. 范越，李红娟，朱娜娜，等. 北京市某中学教师脊柱周围肌肉力量及其对称性分析［J］. 中国预防医学杂志，2015，16（8）：595 – 597.

13. 傅建霞. 国民体质监测中健康促进优先干预项目的研究［J］. 广州体育学院学报，2007，27（5）：59 – 62.

14. 傅建霞. 我国成年人体质监测与健康促进优先干预项目研究——以江苏省为例［J］. 北京体育大学学报，2009，32（11）：67 – 69.

15. 高凌．中国不同职业人口的死亡率差异分析［J］．中国人口科学，1995，(4)：16 – 20.

16. 郝树源．论体质与健康［J］．体育学刊，2002，9（2）：124 – 127.

17. 郝志华，王俊明，李岩，等．不同职业人群脂肪肝患病情况及相关因素分析［J］．中国全科医学，2012，15（21）：2444 – 2447.

18. 侯广斌，侯安宁，谭新，等．国民体质监测与受试者体质、体育行为的关系［J］．中国组织工程研究与临床康复，2008，12（15）：2933 – 2936.

19. 黄亚玲，郭静．基层体育社会组织——自发性健身活动站点的发展［J］．北京体育大学学报，2014，37（9）：10 – 17.

20. 季成叶．生长发育一般规律及调查方法与评价［J］．中国学校卫生，2000，21（1）：71 – 72.

21. 江崇民，张彦峰，蔡睿，等．2007 年中国城乡居民参加体育锻炼现状分析［J］．体育科学，2009，29（3）：9 – 19.

22. 江崇民，张一民．中国体质研究的进程与发展趋势［J］．体育科学，2008，28（9）：27.

23. 江崇民，于道中，季成叶，等．《国民体质测定标准》的研制［J］．体育科学，2004，24（3）：33 – 36.

24. 江洁，杨金侠，韩萍萍，等．我国农村居民健康素养现状及展望［J］．中国卫生事业管理，2011，(05)：394 – 396.

25. 姜文凯，孙飙，王志光，等．江苏省成年人体质的区域特征及其影响因素初探［J］．体育与科学，1998，19（5）：126 – 133.

26. 蒋宏．新媒体传播技术发展趋势研究［J］．上海交通大学学报（哲学社会科学版），2008，16（6）：31 – 38.

27. 蒋丽娟，王文艺，党姣．从受传者的心理选择论健康传播致效的原则和策略［J］．健康教育与健康促进，2009，4（2）：54 – 56.

28. 郎佳麟．对国民体质监测结果推广应用的思考［J］．贵州体育科技，2002，01：37 – 40.

29. 李春玲．中国社会分层与生活方式的新趋势［J］．科学社会主义，2004，(1)：12 – 15.

30. 李芬，杨土保，贺达仁．中日美体质研究体系的发展与批判性思维［J］．医学哲学（人文社会医学版），2009，30（5）：20 – 21.

31. 李莉，李英华，聂雪琼，等．2012 年中国居民健康素养影响因素分析［J］．中国健康教育，2015，31（2）：104 – 107.

32. 李然, 张彦峰, 张铭, 等. 我国不参加体育锻炼人群特征的研究 [J]. 中国体育科技, 2010, 46 (1): 129 – 134.

33. 李世明, 部义峰, 高金栋, 等. 健康生活方式评价体系的理论与实证研究 [J]. 上海体育学院学报, 2010, 34 (2): 29.

34. 李树怡, 牛兴华, 董义来. 我国不同地区群众体育需求程度和现状调查 [J]. 天津体育学院学报, 1994, (1): 9 – 15.

35. 李文川, 肖焕禹. 体育生活方式的概念界定及其范畴结构 [J]. 上海体育学院学报, 2010, 34 (3): 33 – 37.

36. 李文川. 身体活动建议演变: 范式转换与量的累积 [J]. 体育科学, 2014, 34 (5): 62.

37. 林静, 王建雄. 美国体质研究发展的若干问题讨论 [J]. 天津体育学院学报, 1997, 12 (3): 21 – 24.

38. 刘敏, 赵芳红, 李英华, 等. 北京市 3 类职业人群健康状况与生活方式调查 [J]. 中国健康教育, 2011, 27 (3): 171 – 173.

39. 刘青健. 中国城乡居民参加体育锻炼状况分析 [J]. 北京体育大学学报, 2010, 33 (3): 26 – 29.

40. 刘元田, 于波, 林小青. 山东省成年人不同职业人群体质状况的研究 [J]. 山东体育学院学报, 2008, 24 (1): 50 – 53.

41. 陆建平, 李宁. 我国居民参与体育锻炼的特征研究 [J]. 体育文化导刊, 2012, (1): 36 – 39.

42. 陆莉萍. 上海市不同职业人群的体质状况分析 [J]. 上海体育学院学报, 2009, 3 (4): 72 – 74, 78.

43. 罗旭. 我国全民健身服务体系的理论与实证研究 [J]. 体育科学, 2008, 28 (8): 81 – 96.

44. 马冠生, 栾德春, 刘爱玲, 等. 中国成年职业人群身体活动现状及其影响因素 [J]. 营养学报, 2007, 29 (4): 319 – 324.

45. 马宣建. 论中国群众体育政策 [J]. 成都体育学院学报, 2005, (6): 1 – 7.

46. 马震, 严丽萍, 魏南方. 不同职业特征人群健康素养现状调查 [J]. 中国预防医学杂志, 2012, 13 (5): 380 – 383.

47. 孟明亮, 张翔, 李俊青, 等. 山西省 13 所高等院校教师参与体育锻炼现状分析 [J]. 中国临床康复, 2005, 9 (32): 199 – 201.

48. 彭大松. 体育锻炼中的社会分层: 现象、机制与思考 [J]. 体育科学, 2012, 32 (5): 24 – 33.

49. 蒲西安. 国内外国民体质监测研究现状 [J]. 浙江体育科学, 2014,

36（5）：61 – 65.

50. 邱毅，黄静珊，王兴林．陕西省高校教师身心健康与体育锻炼现状调研 [J]．北京体育大学学报，2006，29（3）：313 – 315.

51. 全海英，刘旭阳，孔维峰，等．《国民体质测定标准》（幼儿部分）实施中的问题分析 [J]．体育学刊，2013，20（5）：59 – 63.

52. 史曙生，马小燕．对社会体育指导员与私人教练职场竞争的思考 [J]．北京体育大学学报，2009，32（5）：124 – 126.

53. 孙福滨，刘海域，胡平．中国不同职业人口死亡水平特征 [J]．中国人口科学，1996，（5）：18 – 25.

54. 田野，陆一帆，赵杰修，等．国民运动健身科学指导系统研究与建立 [J]．体育科学，2010，30（2）：3 – 10.

55. 王崇喜，袁凤生，姚树基，等．我国不同职业人群的体育现状研究 [J]．中国体育科技，2001，（9）：3 – 7.

56. 王健，邓树勋．台阶实验质疑 [J]．中国体育科技，2003，39（2）：61 – 64.

57. 王晶晶．体力活动与骨骼、关节和肌肉健康 [J]．体育科研，2011，32（1）：44 – 50.

58. 王太生．解析国民体质监测工作中存在的问题与建议 [J]．山西体育科技，2007，（4）：1 – 3，34.

59. 王玉昕，刘浪奇，许慧玲．广州市老年人的体育活动现状及对健身、健康知识需求的调查 [J]．广州体育学院学报，2003，23（5）：48 – 49.

60. 王悦．北京市普通公众对健康知识和健康传播途径需求调查 [J]．中国健康教育，2009，25（2）：150 – 151.

61. 王悦．电视传媒在健康知识传播中的作用 [J]．中国健康教育，2007，23（11）：878 – 879.

62. 吴萍．中外国民体质研究的历史、现状及展望 [J]．沈阳体育学院学报，2009，28（3）：70 – 73.

63. 吴颜芳．从传播观念变化看广播电视传播方式的变革 [J]．中国传媒科技，2000，（11）：4 – 5.

64. 肖瓅，马昱，李英华，等．中国城乡居民健康素养状况及影响因素研究 [J]．中国健康教育，2009，25（5）：323 – 326.

65. 谢韦克．中国不同文化程度人口的死亡水平 [J]．中国人口科学，1995，（3）：28 – 33.

66. 徐云霞，方向丽．论健康促进——来自国民体质监测的思考 [J]．

体育文化导刊，2007，（8）：23－25.

67. 鄢长安，安建华. 吉林省高校教师体质状况的比较研究［J］. 中国体育科技，2007，43（4）：32－35.

68. 严丽萍，李英华，聂雪琼，等.2012 年中国居民健康素养监测中公务员健康素养现状分析［J］. 中国健康教育，2015，31（2）：138－140.

69. 杨少锋，尤桂杰. 中美体质研究之比较［J］. 体育学刊，2002，9（4）：136－138.

70. 杨晓辉，赵冬，曾哲淳，等. 北京市居民健康相关知识、理念与行为分析［J］. 中国公共卫生，2007，23（5）：513－515.

71. 杨秀芝. 河南省高校教师参与体育锻炼的现状及对策研究［J］. 山东体育学院学报，2009，25（5）：93－96.

72. 叶鸣，金其贯. 运动与骨密度的研究进展［J］. 西安体育学院学报，2002.19（4），38－42.

73. 于道中. 中国职工体质调研报告［J］. 福建体育科技，1997，16（4）：6－13.

74. 于可红，毋顺碧. 中国、美国、日本体质研究比较［J］. 体育科学，2004，24（7）51－54.

75. 翟炜，陈绍斌，沈月兰. 不同职业人群健康状况调查分析［J］. 安徽预防医学杂志，2004，10（6）：337－338.

76. 张春华，叶长林. 老年人握力与健康及体适能关系的国外研究现状［J］. 四川体育科学，2013，（4）：40－44.

77. 张丽茹，李文彬，孙志佳. 运动与运动方式对骨密度的影响［J］. 中国组织工程研究与临床康复，2008，12（37）：7364－7367.

78. 张铭. 国民体质监测与测定工作人员培训和管理的研究［J］. 辽宁体育科技，2009，31（5）：12－14.

79. 张青. 关于加强国民体质监测档案管理工作的思考［J］. 中国商界（下半月），2010，06：284.

80. 张艺宏，何仲涛. 试述国民体质检测结果的解读与咨询［J］. 四川体育科学，2009，（3）：98－103，138.

81. 张云兰，王润华，罗万云，等. 重庆市居民健康知识现状及影响因素分析［J］. 重庆医学，2010，39（22）：3101－3103.

82. 赵芳红，刘敏，万国锋，等. 北京市公务员超重、肥胖及生活方式调查［J］. 中国健康教育，2011，27（2）：87－90.

83. 郑凯，高玉霞，赵晔，等. 对辽宁省国民体质监测样本设计与使用问题的研究［J］. 沈阳体育学院学报，2009，28（6）：59－62，66.

84. 中国体育科学学会体质研究会. 关于体质研究的基本问题的综述 [J]. 体育科学, 1983, (1): 26.

85. 朱智明, 吴宏超, 宾建平, 等. 肥胖——21 世纪心血管系统疾病的主要危险因子 [J]. 海军医学杂志, 2000, 21 (2): 176-179.

86. Kesaniemi Y K, Danforth E Jr. Dose-response issues concerning physical activity and health: an evidence-based symposium [J]. Med Sci Sports Exe, 2001, 33: S351-358.

87. M11esis C A, Polloek M L, Bah M D, et al. Effect of different durations of physical training on eardiorespiratory function, body eomposition and serum 1ipids [J]. Rs Q, 1976, 47: 716-725.

88. Miura H, Nakagawa E, Takahashi Y. Influence of group training frequency on arterial stiffness in elderly women [J]. Eur J Appl Physiol, 2008, 104 (6): 1039-1044.

89. Morrow J R, Zhu W, Frank B D, et al. 1958—2008: 50 years of youth fitness tests in the United States [J]. Res Q Exerc Sport, 2009, 80 (1): 1-11.

90. Sugawara J, Maeda S, Otsuki T, et al. Effects of nitric oxide synthase inhibitor on decrease in peripheral arterial stiffness with acute low-intensity aerobic exercise [J]. *Am J Physiol Heart Circ Physiol*, 2004, 287 (6): H2666-2669.

91. Tabara Y, Yuasa T, Oshiumi A, et al. Effect of acute and long-term aerobic exercise on arterial stiffness in the elderly [J]. *Hypertens Res*, 2007, 30 (10): 895-902.

92. Williams M A, Haskell W L, Ades P A, et al. Resis*tance* exercise in individuals with and without cardiovascular disease: 2007 update: a scientific statement from the American Heart Association Council on Clinical Cardio*log*y and Council on Nutrition, Physical Activity, and Metabolism [J]. *Circulation*, 2007, 116 (5): 572-584.

93. [美] 大卫·C. 尼尔曼. 无运动不健康——运动健康防病手册 [M]. 方明译. 长沙: 湖南文艺出版社, 2008.

94. 邓树勋, 王健, 乔德才, 等. 运动生理学 (第三版) [M]. 北京: 高等教育出版社, 2015.

95. 国家体育总局. 第二次国民体质监测报告 [M]. 北京: 人民体育出版社, 2007.

96. 国家体育总局. 公务员健身指南 [M]. 北京: 人民体育出版

社，2011.

97. 国家体育总局．运动健身指南［M］．北京：人民体育出版社，2011.

98. 国家体育总局群体司．2000 年国民体质监测报告［M］．北京：北京体育大学出版社，2002.5.

99. 何仲恺．体质与健康关系的理论与实证研究［M］．北京：北京体育大学出版社，2009.

100. 黄玉山．运动处方理论与应用［M］．桂林：广西师范大学出版社，2005.

101. 李红娟．体力活动与健康促进［M］．北京：北京体育大学出版社，2012.

102. 刘忠厚．骨质疏松学［M］．北京：科学出版社，1998.

103. 陆阿明，朱小龙．科学健身运动指南［M］．苏州：苏州大学出版社，2008.

104. 马振国．科学运动健身［M］．大连：大连出版社，2006.

105. 美国运动医学会．运动保健处方［M］．黄力平主译．北京：人民军医出版社，2014.

106. 上海市体育局．2010 年上海市国民体质检测报告［M］上海：上海人民出版社，2013.

107. 王瑞元．运动生理学［M］．北京：人民体育出版社，2002.

108. 佟新．人口社会学（第四版）［M］．北京：北京大学出版社，2010.

109. 王家宏，杨卫东，刘志明，等．体力活动与公共健康——来自国家公务员的调查［M］．苏州：苏州大学出版社，2001.

110. 王健，何玉秀．健康体适能［M］．北京：人民体育出版社，2008.

111. 王润平．体育锻炼与心理健康［M］．桂林：广西师范大学出版社，2005.

112. 王竹影．健身运动处方［M］．南京：南京师范大学出版社，2003.

113. 杨霞．健身锻炼方法与评定［M］．桂林：广西师范大学出版社，2005.

114. 张堃，李小惠．兰州城乡居民体质状况与体育行为研究［M］．兰州：甘肃人民出版社，2013.

115. 张善余．人口地理学概论（第三版）［M］．上海：华东师范大学出版社，2013.

116. 周庆行. 现代社会学［M］. 重庆：重庆大学出版社，2003.

117. Corbin C B, Welk G J, Corbin W R, et al. Concepts of physical fitness-active lifestyles for wellness（14th ed）［M］. McGraw-Hill Companies, Inc. 2008.

118. Hoeger W W K, Hoeger S A. Fitness and Wellness［M］. Graphic World Inc, 2011.

119. Stocchi V, Feo P D, Hood D A Eds. Role of physical exercise in preventing disease and improving the quality of life［M］. Springer-Verlag Italia, 2007.

120. 何仲恺. 体质与健康关系的理论与实证研究［D］. 北京体育大学，2001.

121. 李志荣. 江苏省高校教职工健康状况与体育生活方式的调查研究［D］. 苏州大学，2008.

122. 宋垒则.2005 年山西成年男性体质特征规律研究［D］. 山西大学，2006.

123. 王学禹. 江苏省高中教师体育锻炼现状与影响因素的调查研究［D］. 扬州大学，2011.

124. 王银春. 宁波市中学教师体育锻炼与身体健康问题的研究［D］. 华东师范大学，2009.

125. 张增娜. 江苏省成年人体力活动现状与体质的相关研究［D］. 南京体育学院，2012.

126. WHO. Global health risk［R］. 2009.

127. 百度百科：职业［EB/OL］http：// baike. baidu. com/subview/58824/5033091. htm.

128. 世界卫生组织. 关于身体活动有益健康的全球建议［EB/OL］. http：// www. who. int/zh/.

129. 国家体育总局.2010 年国民体质监测公报［EB/OL］. http：// www. sport. gov. cn/n16/n1077/n297454/2052709. html，2011 – 09 – 02.

130. 国家体育总局. 第二次国民体质监测公报［EB/OL］. http：// www. sport. gov. cn/n16/n1077/n1467/n1587/616932. html，2005 – 12 – 12.

131. 中国社会体育指导员协会. 社体指导员助力构建全民健身公共服务体系［EB/OL］. http：// www. cassi. org. cn/article/csa/detail_ news/1363/

132. 中华人民共和国国家统计局. http：// www. stats. gov. cn/tjsj/tjbz/hyflbz.

133. 中华人民共和国国家卫生和计划生育委员会 . http：// www. nhfpc. gov. cn/，2015 - 6 - 30.

134. 中华人民共和国卫生部 . 2012 年中国卫生统计提要［EB/OL］. ht-tp：// www. chinacdc. cn/tjsj/gjwstjsj/201206/t20120608_ 63463. htm，2012 - 06 - 06.

135. http：// www. who. int/dietphysicalactivity/factsheet_ recommendations/ zh/. 5.

136. 腾讯健康：健康新知：每周运动超 14 个小时不利健康［EB/OL］. http：//health. qq. com/a/20131122/005819. htm.

137. 中国健康促进基金会骨质疏松防治中国白皮书编委会 . 骨质疏松症中国白皮书［J］. 中华健康管理学杂志，2009，3（3）：148 - 156.

后 记

随着我国决胜全面建成小康社会，夺取新时代中国特色社会主义伟大胜利号角的吹响，全民健身成为国家战略。"没有全民健康，就没有全面小康"的健康中国战略思想，"运动是良医（良药）"的健康理念正在走进我国的千家万户，健身运动正在中国风起云涌。然而，不管是运动不足还是运动过量，都将对人体的健康产生不良影响。科学健身需要对初始状况的正确评价、针对性的运动措施与方法干预、运动效果的合理评定三个环节周而复始地运行才能达到预期的效果。在每一个环节，都有许多理论和实践的问题有待于我们去探索。随着我国社会经济发展水平的提升，人民群众对于健康生活的向往是运动科学研究者的努力方向，对科学健身理论与实践的研究必将有助于"健康中国"战略的实现。

本书得到国家社科基金项目（11BTY045）、江苏省优势学科建设项目和江苏省重点序列学科（体育学）建设项目经费资助。参与国家社科基金项目的主要人员有苏州大学体育学院吴明方教授、高凤明讲师，常州大学体育学院陈金鳌副教授，河北技术师范学院张英媛讲师等，同时在完成实验研究中得到了张家港市体育局和苏州大学工会的大力支持，在此深表感谢！